趙采榛 — 著

教你成為
知命改運的
身體算命師

身心覺察總導師趙采榛，用親身實證帶你用身
體精準算命、翻轉人生，讓你與內在小孩深度
對話、自我療癒、改寫命運。

目 錄 Contents

自序
身體就是命盤

算命、占卜、牌卡為什麼會「準」？

幾乎所有算命排盤方式：星座星盤、紫微斗數、生命數字……都是使用一個人的出生年月日八字。而其推算的非僅身體誕生於世間的時間，更是生命體形成的一刻（受精卵）來推論日後的命運軌跡。

即便是依當下直覺靈感所進行的各式中西牌卡、卜卦問占，看似不需使用出生年月日，也仍是依循身體的能量頻率，選擇與之相符的牌卡內容、預測出與身體能量吻合的占卜結果，再以此揭示當下的發生、未來的事件、相關

的人事變動等。

因此無論是使用出生年月日八字的各式算命，或是依當下身體能量的占卜預測、抽選牌卡，都是用過去（身體印記）推論你的現況（人生際遇）、預測你的未來（可被知的）。

● **身體的頻率，來自你的身體印記。**

今生肉體形成的一刻已結合所有的印記數據

累生累世加減乘除至今生今世（累世印記）

投生至與其能量總和最相近共振的原生家庭（家族印記）

於父精母卵結合的第一個細胞便載入世代傳承的能量體
（情緒印記）

肉體出生至童年時期是所有印記發芽的過程（兒時印記）

成長至成年後的人生際遇是所有印記重複的循環（命運模式）

何謂身體印記？

　　身體印記是所有印記的統稱，意指「被留下來的能量」，也稱為烙印、陰影、凍結。凡兒時印記、情緒印記、家族印記、業力印記，都是同一股沒有被好好面對、釋放、流動的能量。「被留下」的能量，通常都是痛苦與創傷的感受，就像電影中的鬼片故事：只有充滿悲傷、悔恨、痛苦的靈魂，成為在人間「被留下來的」冤魂野鬼（在此只是比喻，所有鬼怪幽魂傳說，都不過是尚未化解的「人」的情緒感受）。被留下來的無形創傷能量，會被儲存在有

形的身體之中，成為身體印記；我們再透過儲存這些能量的身體，在日常生活中重複著印記中的能量，顯化出重複性很高的命運模式（宿命輪迴）。

● 當身體儲存過往的創傷凍結＝身體印記

我們所有思言行都是被身體印記所主導，

所以頭腦說的都不算、身體印記說才算。

所以，當你已經習慣負面思考，而你想讓自己「不要想太多了」、「來正面思考吧」……你會發現自己根本做不到。你或許以為自己做不到的原因，只是因為習慣了負面思考，但事實是：你會有負面思考的起因，是來自你的身體有「讓你只能負面思考」的身體印記。所以當你想改變、當你以為自己可以培養一個正面思考的習慣時……你發現自己很難改變，你幾乎停止不了原本的思考方式。

請將上面所說「思考方式」，換成你說話的方式、行動的方式、選擇的方式、與人互動的方式、使用金錢的方式……都是一模一樣的，你每一個習慣、每一個人生方式，無一不受身體印記影響。

　　你曾幾何時決定健康飲食時，身體的飢餓感就立即聽命於你？

　　你有沒有想要節制花費時，身體仍舊不由自主逛網拍，走進商店掏出錢包選購你其實不需要的東西？

　　你是否曾經想要積極正向的生活，身體卻還是自顧自的熬夜晚起，讓你維持懶惰無力又消極？還有許多日常生活隨處可見的範例：

　　你「知道」早睡早起對身體好，但就是「做不到」。

你「知道」想開一點對心情好，但就是「做不到」。

你「知道」飲控運動對身材好，但就是「做不到」。

你「知道」開源節流對荷包好，但就是「做不到」。

你「知道」抽煙酗酒傷害身體，但就是「改不了」。

你「知道」縱欲濫性傷害自己，但就是「改不了」。

你「知道」借錢揮霍導致破產，但就是「改不了」。

你「知道」損人利己違背良心，但就是「改不了」。

　　以上舉例，讓我們了解自己是如何被身體早就存在的印記自動主導著思言行。「印記」是埋藏在潛意識中，透過身體自動活出來的，因此身體就是潛意識，只用頭腦表意識是不可能真正改變的。若對身體沒有覺察的能力，就會一直發生「頭腦想改變，但身體做不到」的情形，持續顯化著與身體印記（業種）相符的外境實相（業果）。（更

多關於身體印記的覺察分享，可閱讀《全方位身心覺察自我療癒轉化生命全書》）

肉體誕生於世的生辰命盤，只是身體印記的目錄頁碼

命盤是反映命運的地圖，身體是命盤的成立點，你的命運是命盤透過身體的顯化實相，身體更是記錄著比所有算命內容都還要無限的能量場訊息。如果將身體比喻為一本書（命運），那麼身體印記就是寫成這一本書的文字（因果），而生辰八字就是這一本書的目錄頁碼。

使用肉體誕生於世的生辰去推論命運軌跡的算命方法，其原理就如「用目錄頁碼去翻找這本書的內容」，有些內容是你已經看過的（已經發生的過去），有些則是你還沒看到的章節（尚未發生的未來）。

無論你用算命看到的是自己人生命運的哪一頁，你始終像一個局外人：你聽著別人說出自己書內的故事大綱，但你並不知道自己這本書為何會寫出這樣的過去、現在、未來。而其中最為重要卻乏人醒覺的關鍵是：「你，才是這本書的作者。」這是絕大多數對自己與身體不了解的人，**算命知命，卻不知其命，繼續流落於命**的人生寫照。

身體不只是一具肉體

　　身體印記是超越時空的龐大資料庫，我們所有的肉體細胞都是宇宙全息圖。宇宙之初的能量大爆炸產生了萬物存有，正如同精子與卵子結合成受精卵，在子宮擴張、孕育、直至出生的物質肉體。因此身體即是微型宇宙，記錄著每一個人出生前即有的累生累世業力能量及世代相傳的

家族模式。因此，用肉體誕生的出生年月日，或依身體能量來進行命盤預測的方式，都是以業種（身體印記）推論已知的業果（人生命運），這是為何同一個人用不同方式的算命、占卜、問卦也都「能被算準」。

　　若能帶著覺知，使用算命預測命運，也是能為自己指出尚有哪些需要覺察、改變的習氣慣性的方法之一。但要做到「帶著覺知去算命」並不容易，因為大多數會去算命的人，都是處於迷惘、恐懼、無助、沒有方向或過於執著，只想求得一個是與非、有或無的答案而已。這樣的狀態本已是隨命流轉，再用算命去知命知運，只是透過別人將既定的宿命告訴自己而已，使算命問占流於「宿命論斷」，讓你僅知其命卻不知何解。即便有被提醒改變的方法，但因個人習氣、創傷慣性，或業力模式……都是從身體印記所主導的思言行顯化成人生命運的，若對身體沒有了解，

心念被身體印記主導，大多會在無明中印證宿命的重播。

常常算命，會讓命愈算愈薄？愈算愈差？

這個傳說很多人聽過，但很少有人明白到底是為什麼？

所有算命問占的結果，都只是反映一個人的身體印記。當我們對身體沒有覺察的能力，對自我就沒有覺知，無論算命與占卜的結果是吉或凶，你都會被身體印記中的習氣慣性牽引，造成「命被愈算愈差」的情形。

例如：當你用算命或問占的方式預測出一個好的發生，以為自己不必再反省修正，或減少認真進取等待好事發生；沒有覺知地放任習氣慣性的結果，會讓已知的好運打折，甚至最後相互抵消導致沒有發生。

再舉例，當算命預測你與人的關係易有糾紛，也許你很用力壓抑克制自己的言行舉止，卻仍在互動中被觸發失控，讓你感覺自己功虧一簣，才讓關係破裂。或是在預知未來事件後，帶著消極哀怨地等待，當事件發生，你感覺自己終究不敵宿命。

以上是當我們不了解身體，只用無明意識去窺探命運，反易因此擴大習氣業種，讓好事打折、讓壞事加倍。若再繼續無明地投射到算命問占上，就會產生出「都是算命讓我的命被愈算愈差」的投射，彷彿自己因無明而甘落宿命的結果都是算命造成的。所以可怕的不是算命，可惜的也不是歹命。所謂的算命只是以命盤（身體印記＝業種）推論命運（人生走向＝業果）的結果。

親身實證的知命改運

　　我在先前兩本書中的自序分享過，自己曾對人生感到毫無希望，對所有人失去信任，每天活得行屍走肉，在宿命中痛苦掙扎、只求不被暗鬱滅頂。十幾歲時，我巧遇一位奇人算命師為我隔空算命，他非常精準地說出我從小到大十幾年來的經歷，讓我驚訝不已；爾後卻聽他鐵口直斷我往後的人生只會每況愈下，語意充滿同情，要我好好保重，讓當年已孤立無援的我恐懼至極、悲憤不已。過沒多久，我果真到了絕望的臨界點，在心智崩潰中，我擺盪於「續活人間地獄」或「乾脆就地尋死」的兩個極端選項。當時的情境記憶已模糊，但我非常清晰記得有一念頭閃進入心「我真的只有這些選擇？」。我的人生不長，卻充滿活不下去的痛苦，是我真的只能活成這樣？還是我可以不

只是這樣？後來，我將「大不了一死」當成我的退路，開始用不同於往的求生欲望續走我的人生。這是我從二十歲起走入自我療癒的契機，至今十多年的光陰，我不僅活到現在，還活得多姿多采。

當年被奇人鐵口直斷的人生，一一地扭轉恍若隔世。讓我了解「命運」只是所有知與不知、有形無形的綜合呈現。我們身在其中，在無明中隨命流轉，會錯看自我生命的本質與可能性，讓自己在宿命中無奈地受苦；若想用有限的已知對命運衝撞，也終會感到自己的無能與敗退。很多人算命都是想要知道自己的命運，希望藉此能有掌握感，或找到一個改變的方法。但是想要改變命運，重點絕對不在命運本身，而是身為命運源頭的你自己。

你的身體就是實現命運的顯化器：你的命盤中有什麼

或沒什麼、你的運勢正在高點或低點、你的流年走向正在什麼狀態……以上都不是一個經由算命師或占卜師口說給你聽的概念而已，你的命運是你用身體無時無刻身歷其境，活在其中，顯化出來的。所以「身體就是命運」，要改變命運，你需要了解你的身體、覺察你的身體、透過身體覺察你自己。

這本書的目的

本書用身心覺察為基底，用算命排盤為主題，在上百種的算命方法中選用最簡潔易被計算得出的「生命數字」，讓每個閱讀這本書的人都能用自己的出生年月日排出先天命盤。你能用最簡易的方式排出查詢身體印記的目錄頁碼，從中解析自己的外在命運；從身體印記的連結中覺察與療

癒自己，釋放形成印記的潛意識能量。少數不知道自己生辰年月日的人，可以直接用全身的身心對應為自己做身心覺察，其自我療癒的效果及改變命運模式的能量作用一模一樣。

你不需因命盤中所出現的能量定義自己，也無須因命盤中缺少的能量而侷限自己；無論你的命盤中有什麼或缺什麼，你的身體印記都無一遺漏、一無所缺。每人形成印記的根源都是一樣的，每個人內在小孩所渴求與失落的也是一樣的；所有透過身心覺察釋放身體印記的人，所收穫的療癒轉化都無上限，生命賦予我們的愛的奇蹟絲毫沒有分別。

書中分享的澳洲花晶能量工具

身體是中性的生命地圖（命盤），你的身體能量決定你走上地圖的路線（宿命或轉化）。如果向上轉化是我們的目標，那麼正知正見的身心覺察就是抵達目標時的校準路徑，而輔助的能量工具就是我們踏上路徑時所搭乘的交通工具。

只有被凍結的低頻能量，才會存留在身上，形成身體的印記。當身體儲存的凍結印記沒有被釋放，就會「由外而內」影響我們的內在心靈，再從心靈映照投射到外在實相。一旦當身體印記反客為主影響「意識層次、心智反應、情緒狀態、生命決定」，等於身體印記（業種）成為了命運的主宰（宿命）。所以很多人在成年後，幾乎都在複製兒時的創傷經歷，甚至活出父母親的創傷信念，並且無意

識地輪迴著家族的命運模式。

而澳洲花晶的高頻能量分二大系列：一是針對身體印記的渾厚能量（高頻水晶、珍貴寶石、淨化貝殼）；二是針對心靈層次的精微能量（罕見純淨植物、稀珍精淬花朵）。兩大頻率的振動波能推動身心印記的釋放、自我療癒的轉化，同時保持物質意識與內在心靈的連結，讓所有療癒的發生都是安全、穩定、清晰的旅程。身體就是命運，以內在覺察心法搭配外在能量工法，將使身心內外同時發生轉化、同步改變命運的實相。

本書最後加碼收錄

用身心覺察破除以下玄奇信念：冤親債主、前世業障、嬰靈傳說、靈異體質、外靈干擾、神祕體驗、靈性覺

醒⋯⋯。希望更多人能以正知正見認識身體、了解自己。

在你低潮恐懼時，身體是你的靠山，讓你不會被困在幽谷出不來；當你高潮狂喜時，身體是你的定海神針，幫助你不因此迷失自我。身體是靈性的載體，從身體覺察進入內在心靈，本有的靈性便不攻自破。

一起用身心覺察知命改運、轉化心靈、開展靈性吧！

教你用出生年月日
排出身體命盤

　　一般論命排盤只以出生年月日的先天命盤推論命運，易使人落入自我限制，侷限突破自己的意願，錯過改變命運的可能。然而每一個命盤數字都有對應的身體印記、心靈訊息、潛意識信念；本書設計的排盤方式，是提供讀者以出生年月日的先天命盤為入口，導引自己對應身體印記（知命）並進入自我覺察（改運）。

　　本書採用最簡易自算的數字命盤排算方法，目的只為讓讀者從自己的出生年月日命盤中找出自己的身體印記，並以此落實對應自己的身心覺察、自我療癒，達到改寫命運的轉化。

為避免落入「算命為主、知命困命」的慣性，如有讀者對數字命盤已有其他的學習與認識，仍請純粹遵循書中提供的方式查看你的命盤總數，對比身體印記，落實對應的身心覺察。為確保所有人在閱讀本書時，不會掉落知命卻困命的慣性模式中，勿再自行增加更多數字命盤的排列方法，讓每人都能深入本書的真實核心，發揮知命改運的覺知力，**成為自己最好的身體算命改運療癒師！**

每一個命盤數字都有對應的身體印記

◎將你的國曆西元出生年月日的數字全部相加起來，如得出總數為雙位數再繼續相加，直至全數成為「個位數」，此數就是你的數字命盤總數。

例：西元國曆生日 1965 年 3 月 24 日

全部相加：1+9+6+5+3+2+5 ＝ **31**

繼續相加：3+1 ＝ **4**

此人命盤總數為 **4**。

● 每一個命盤總數對應的身體印記

命盤總數 1 對應 身體印記 1

命盤總數 2 對應 身體印記 2

命盤總數 3 對應 身體印記 3

命盤總數 4 對應 身體印記 4

命盤總數 5 對應 身體印記 5

命盤總數 6 對應 身體印記 6

命盤總數 7 對應 身體印記 7

命盤總數 8 對應 身體印記 246

命盤總數 9 對應 身體印記 1357

數字命盤出現 0 強化 前一數字的身體印記

◎在出生年月日的生日數後方出現 0，代表強化前一位數字的身體印記，視為雙倍數字能量。

例如：

出生年 1970 年，被強化數字 7，對應身體印記 7 的所有模式；

出生年 2001 年，被強化數字 2，對應身體印記 2 的所有模式；

生日 10 日，被強化數字 1，對應身體印記 1 的所有模式；

生日 30 日，被強化數字 3，對應身體印記 3 的所有模式……以此類推。

但在某些文書格式中的個位數月日會加入 0 湊為雙數，如 02 月 05 日，此處的 0 沒有作用，不必計算。

命盤中所有出現或缺乏的數字都有對應的身體印記

如果想要取得全方位的身體印記覺察療癒線索，建議將所有命盤數字與缺數，一一對照自己的身體印記，落實相關的身心覺察，將為你的命運帶來全面向的轉變。

● **命盤數字：**

出生年月日及數字命盤相加的過程中，出現過一次的數字，在人生中擁有相關數字能量。其正負能量同時皆具，你能運用其數字能量特質，也會受到其數字能量影響，對應身體印記的模式二，多以身體印記失衡二的形態顯現在

命運中。

● 命盤缺數：

　　出生年月日及數字命盤相加的過程中，都沒有出現過的數字，是人生中缺乏的數字能量。其正負能量隱藏閉鎖，使你較不擅長亦無其助，彷彿天生無此才能及助運，對應身體印記的模式一，多以身體印記失衡一的形態呈現在命運中。

● 命盤多數：

　　出生年月日及數字命盤相加的過程中，出現最多的數字（兩次或以上為多，包含後方出現 0 的強化）。其正負能量鮮明顯著，是你較擅長但也易有其阻（習氣慣性自困），對應身體印記的所有模式。

● **命盤總數：**

你的出生年月日相加到最後的單數，對應該數的身體
印記所有模式。與「命盤多數」一樣，包含身體印記的兩
極失衡。但落實身心覺察後，命盤總數將成為一個人改寫
命運、轉化生命的最大助力。

● **身體印記能量 1-3-5-7-8 為外顯陽性能量：**

若命盤缺少這些數字，外在對應外陰內陽的失衡陰性
特質；若命盤太多這些數字，外在對應過度陽性失衡的主
動破壞特質。

● **身體印記能量 2-4-6-9 為外顯陰性能量：**

若命盤缺少這些數字，外在對應外陽內陰的失衡陽性
特質；若命盤太多這些數字，外在對應過度陰性失衡的消
極自毀特質。

範例一

> 小采的國曆西元出生年月日是 1995 年 9 月 20 日
>
> 全部相加：1+9+9+5+9+2 = **35**
>
> 繼續相加：3 + 5 = **8**
>
> 小采的命盤總數為 **8**

小采數字命盤的年月中有三個 9，出生日是 20 日（0 在 2 後面是加倍強化），命盤年份及相加過程中共有兩個 5，對應身體印記 2、5、8、9 的所有模式。

小采數字命盤的年月中有一個 1，相加過程有一個 3，對應身體印記 1、3 的模式二。

小采的數字命盤缺少 4、6、7，對應身體印記 4、6、7 的模式一。

小采可以用以上所有數字命盤的線索，閱讀本書了解自己的身體印記，將完整看見自己的命運軌跡（知命）；如小采帶著覺知落實對應的身心覺察，補充相應的身心能量（改運），便可見證自己的生命轉化（改寫命運）。

範例二

> 小榛的國曆西元出生年月日是 1990 年 3 月 24 日
>
> 全部相加：1+9+9+0+3+2+4 ＝ **28**
>
> 繼續相加：2 ＋ 8 ＝ **10**
>
> 繼續相加：1 ＋ 0 ＝ **1**
>
> 小榛的命盤總數為 **1**

　　小榛數字命盤的年份中有兩個 9（0 在 9 後面是加倍強化），命盤生日及相加過程中有兩個 2，對應身體印記 1、

2、9 的所有模式。

　　小榛數字命盤的月日中有一個 3、4，相加過程有一個 8，對應身體印記 3、4、8 的模式二。

　　小榛的數字命盤缺少 5、6、7，對應身體印記 5、6、7 的模式一。

　　小榛可以用以上所有數字命盤的線索，閱讀本書了解自己的身體印記，將完整看見自己的命運軌跡（知命）；如小采帶著覺知落實對應的身心覺察，補充相應的身心能量（改運），便可見證自己的生命轉化（改寫命運）

範例三

> 阿采的國曆西元出生年月日是 1973 年 6 月 3 日
>
> 全部相加：1+9+7+3+6+3 ＝ **29**

繼續相加：2 + 9 = **11**

繼續相加：1 + 1 = **2**

阿采的命盤總數為 **2**

阿采數字命盤的年日中有兩個 3，命盤年份及相加過程中共有三個 1 及兩個 9，對應身體印記 1、2、3、9 的所有模式。

阿采數字命盤的年月中有一個 6、7，對應身體印記 6、7 的模式二。

阿采的數字命盤缺少 4、5、8，對應身體印記 4、5、8 的模式一。

阿采可以用以上所有數字命盤的線索，閱讀本書了解自己的身體印記，將完整看見自己的命運軌跡（知命）；

如小采帶著覺知落實對應的身心覺察，補充相應的身心能量（改運），便可見證自己的生命轉化（改寫命運）。

本書重點不在算命知運，而是改寫命運

　　身體就是宇宙。無論你的命盤數字為何，是缺或多，所有數字能量都在你的身體中，每一個人都可以用身心覺察平衡所擁有的命盤能量，讓你昇華其特質，轉化其習性，使你不因擁有其數字能量而變成自我命運的框架。每一個人都可以用身心覺察發展出命盤上看似缺少，但身體能量都一應俱全的無窮潛能，讓你的自我擴展不因命盤缺數而受限阻礙。本書目的是讓每一個人都可以從身體越過已知的命運，邁向生命未知的無限可能性。

你就是自己最好的身體算命改運療癒師！

一、命盤總數之身體印記 1

　　數字 1 的能量對應第一脈輪的正負兩極（行動或不動）：有著強大的陽性力量，膽識過人，富有開彊闢土、挑戰未知的勇氣；做事自信又果斷，不會模稜兩可，自帶凝聚眾人焦點目光的強大氣場。

　　命盤總數為 1，或數字命盤中有多個 1，或數字命盤中缺乏 1（物極必反）都易在**第一脈輪－海底輪**儲存相關的身體印記，發展出相符的命運軌跡。

常見失衡一：
消極逃避、拖延懶散、自暴自棄

　　失衡一的人在兒時的成長過程中常遭遇「帶有被羞辱感的否定」，導致成年後不斷用失敗的眼光看待自己。失衡一的人因為兒時羞愧的創傷，常為了避免失敗的可能性而自暴自棄，產生自我毀滅性質的消極懶散、放棄成長的機會、拖延不願行動；使腎臟積存生存恐懼影響泌尿排水，下半身容易鬆軟水腫，循環代謝較一般人慢。

　　失衡一的人潛意識內在小孩時常上演，「我感到不被愛，一定是因為我不夠好；不夠好的我就不配成功，所以我不想為自己有正向行動，我要讓自己一事無成，因為這才符合我。」他們常腎氣不足影響心行血氣，心肺功能弱，膚色通常偏白，肌肉系統易疲軟無力，反映內在習慣自我

打擊的無力感；經常抓取受害感使自己吞忍心酸苦水感受，因此左邊脾胃功能不佳，他們容易全身性肥胖。

常見失衡二之一： 焦急躁動、自我耗損、慌張忙亂

失衡二之一的人在兒時的成長過程中，對父母有著非常辛苦忙碌的印象，父母習慣對孩子抱怨自己的付出或犧牲，例如：「要不是因為你我也不會這麼辛苦，爸媽辛苦全是為了你！」等等；使得幼年無力付出回報的孩子在心中產生了巨大的內疚與自責，內在小孩的聲音是「我沒有貢獻、我沒有用、我幫不上忙、我拖累了父母⋯⋯」；於是失衡二之一的人成年後會不斷消耗自己的亂行動或沒有正向創造的瞎忙，都不允許自己閒下來、沒事做、好好休息，只為彌補兒時無能幫助父母減輕負擔的自己。

失衡二之一的人常處於「很忙、事情很多、時間總是不夠」的情境，但是他們所有的行動都只是為了掩埋「深層的焦慮」，所以即使長期都非常忙碌的行動著，卻很少有「正向的創造」、「成功的展現」；更因日常思緒過亂造成神經系統失衡、腦神經衰弱、睡眠品質不良；內在焦慮的自主刺激，易使腎上腺素與甲狀腺亢進，腸胃功能消化系統偏弱，他們身型通常較瘦。

常見失衡二之二：
自大自負、執著好勝、影響關係

　　失衡二之二的人，兒時常受到來自父母極為嚴苛的要求、形成有能力（贏）的人才值得被愛（活著）的創傷信念，成年後容易物化自我的生命價值，視外在成就為「能否被愛」的資格，使他們非常看重物質財富並盡力爭取，極害

怕萬一行動不夠多、不多快、不多超前……便不能持續保持優越於人的感受，這對他們而言等同「輸了」。

他們常以「自我優越感」去掩蓋底層的生存恐懼，通常易下半身肥胖，在與他人的關係中容易產生「你死我活的較勁」，嫉妒較勁的心，易與人發生矛盾衝突，易傷害身邊人的感情。

失衡二之二的人競爭意識極強，呼應數字 1 的「一枝獨秀」的欲望，雖多呈現積極性的行動力，卻是基於競爭、怕輸、怕死、生存恐懼創傷信念，常常反使關係不合、破裂；他們全身肌肉（尤其下半身）易如盔甲般堅硬厚實，長期對生存恐懼引發的怒火，導致肝膽解毒功能失調、毒素堆積膚色易暗沉、體內慢性發炎；競爭心理更使他們身心長期緊繃，啟動腎上腺素「戰與逃」的「戰」，容易刺激腎

上腺素與甲狀腺亢進。

對應第一脈輪－海底輪的身體命盤印記

1. 腳底板、腳趾頭

象徵我們是否能安穩的站立、信任自己可以立足大地。

足底筋膜炎、腳底有死皮硬繭或明顯的粗糙感，都和第一脈輪的腎臟有關（以下將詳述），直接連結我們兒時在原生家庭中的創傷感受、因此深信自己無所依靠。

2. 腳踝

對應我們在面對生命中的選擇時，是否能有彈性的適時切換。例如：能否適時選擇更好的去向，或是當機立斷的離開不適合的關係或位置。

腳踝若有受過傷或舊疾，通常代表當時深陷「進退兩難」的生命情境，或是「極度不願意面對改變」的內在拉扯。這也對應到兒時在原生家庭的成長過程中，或許有過劇烈的變動，於是對「生活、關係、環境的改變」有著自動化的抗拒及受傷感。

3. 小腿、大腿

　　對應我們內在是否有足夠的力量支持自己的「站立」，也對應我們兒時在原生家庭中是否有「有所依靠」的安全感。有些人的兒時成長過程深信「只能依靠自己」般咬緊牙根的執念，大小腿肌便會過度緊繃僵硬。有些人成長過程深信「自己是無所依靠的」的消極信念，大小腿肌便會是鬆弛鬆軟的。

　　以上兩個兒時信念看似一樣，但內含的情緒主項不同，

脈輪是 1-3-5 對應：

前者信念傾向「第三脈輪右肝膽能量」。

後者信念傾向「第三脈輪左脾胃能量」。

4. 膝蓋、腰椎

腰椎是整條脊椎核心關鍵的支撐底盤，象徵原生家庭（生命根基）在童年時期的支持力量。腰椎往上影響著胸椎，並延伸到手部關節及頭骨（腺體），腰椎往下影響著下半身的關節骨骼是否有足夠彈性力量，反之容易骨骼骨盆變形與關節筋膜移位。

膝蓋、腰椎、頸椎是一體的，若以上任一處有症狀，都是反映兒時在原生家庭的被支持感薄弱，內在也會缺乏對自己的支持力量，只能被迫自我透支，對生存感到極不

安全、無法輕易信任成年後的生命發展。這樣的兒時印記會使我們在過度透支使用膝蓋、腰椎、頸椎的身體能量，因而產生這些部位的相關症狀。

5. 大腿鼠膝淋巴（腹股溝）

對應我們走路時是否能夠輕鬆的邁大步伐。

反映的是我們外在的行動力、實踐能力是否有效率，對應兒時在原生家庭的經驗是自我肯定或自我否定。

6. 腎臟、心臟、血液、全身骨骼

腎臟主氣，是對應原生家庭的生存安全感；心臟主血，血脈是「物質化的氣脈」。下半身對應第一脈輪，同時也是人稱「人體第二個心臟」；全身骨骼象徵個人信念系統，也是原生家庭傳承的家族印記。通常第一脈輪的覺察療癒

會帶來「身體骨骼的正位」，這是反映出對生命信念的轉變、物質命運的改寫。

7. 下體、性器官、肛門

反映第一脈輪的行動力是否平衡，是屬於正向的創造動力或負向的自我毀滅動力。

屁股：屬於自我保護機制，屁股的任何症狀都是在原生家庭中就升起的內在防備。

第一脈輪－海底輪身體印記常見症狀

● 腳趾變形、腳趾外翻

走路踏步時習慣重心前傾用力，於是擠壓到腳掌骨頭，導致變型。源於潛意識「害怕自己無法站穩」，並且不信

任「自己是有所依靠的」，對應兒時在原生家庭中的生存不安全感，內在小孩感到自己沒有獲得父母足夠的支持，於是呈現在我們走路踏步時重心習慣前傾用力。

身體印記反映的是「我不能倒，倒了不會有人幫我，我必須靠自己用力的站著。」

● 腳前跟死皮

兒時承接父母較多的否定與貶低，導致個性較懦弱畏縮，因內在的羞愧感較強，不喜被關注，走路習慣躡腳前傾，作事小心翼翼。

反映內在生存信念是：「我倒了不會有人來幫我，所以我必須小心，不能倒下。」

● 腳後跟死皮

原生家庭較多生存壓力的氛圍，導致個性必須強勢彰顯，兒時曾有不受重視、冷落、疏離、排擠等創傷感受，因此想「加重自我存在感」，走路習慣用力踏步在後，行事較強勢。

反映內在生存信念是：「我要靠我自己，並且我要成為家人的依靠，證明我的價值。」

● 腳趾會不自覺的抓地

不相信自己能安然平穩的立足於天地，始於原生家庭的支持感薄弱。

● 腎臟疾病

通常兒時在原生家庭的成長結構便支離破碎，從小生命根基極不穩固，長期遭受極度的不安全感，便容易造成腎臟器官的問題。

● 下肢容易瘀青，產生不明瘀血

原生家庭的兒時印記使腎臟儲存許多生存恐懼，導致腎氣不足，影響心臟血液循環弱化，使「人體第二個心臟：下肢」血液流動緩慢／停滯，堆積毒素雜質。當血管因此彈性疲乏而產生破裂，讓因流動不良而腐敗的瘀血浮出，便會經常出現「不明的瘀青瘀血」。

● 骨骼歪斜

很多人有骨質疏鬆或相關問題並非缺鈣，而是腎臟被太多原生家庭對生存匱乏的兒時印記弱化，導致腎氣不足（氣虛）、心臟無力、血脈不通、血液流動不良，難以正常含氧輸養，骨骼無法獲取足夠養分。

人體的皮血肉臟皆在骨骼之上，骨骼是象徵一個人身體（生命）的底座（信念）。當底座（信念／骨骼）不正，

往上的建築（命運／肌肉架構）也會歪斜。腎氣足，才能帶動心臟對應的血脈，使全身血循系統暢通。只有當血液循環良好、血液行遍全身，才能滋養全身骨骼，使骨骼強健穩固。

● 便祕

體內長期發生囤積廢物，產生慣性便祕，是象徵內在心靈對陳年舊創的執著。

長期便祕的人，總能彷彿「如昨日一般」的重提陳年舊往，讓自己總是受困於「過去的發生」。

也會容易有「囤物癖、購物症」等內在匱乏的貪著現象，於是家中會累積許多不必要的雜物，也會經常無意識的購入不需要的多餘物品，意圖以「物質的數量」填充自己，失去了「生命的質量」。

● 痔瘡

當我們的內在小孩太害怕失去的感受，連必須放手的過往都仍然緊緊抓著陳舊記憶不放，這樣的內在心理，勢必造成身體排洩廢物的出口血液堵塞。當肛門口血液循環受到阻礙，便會形成痔瘡。痔瘡是第一脈輪對應的血液受阻，象徵內在小孩對原生家庭兒時記憶的執著。

● 女性下體發炎

對性、母親及身為女性的自己的羞愧、批判與憤怒。每個女性對「身為一個女人的價值認同」，都是來自母親給予的印象及灌輸。若女性的內在小女孩對母親有著未化解的憤怒、悲傷等創傷感受，會在潛意識也同樣批判與母親相同性別的自己，對母親的情緒凍結會連帶投射到自己身上，便容易在下體產生發炎症狀。

女性下體發炎是內在小孩不得不承接母親對自我陰性的貶低、閹割女性力量的憤怒，既無聲又極具毀滅性。這份對自我的毀滅，也會同步貫穿到生命之源「性」的羞愧感。

下體發炎是對性、母親、生命、自己的深層憤怒。反覆發炎者會有明顯慢性自我毀滅的人生循環，在健康、金錢、關係中不自覺的自我傷害。

同步加強覺察

◎身心覺察是身心靈完整對應的系統，身體印記為 1-3-5-7 脈輪對應，彼此環環相扣、相互影響，建議同步加強覺察。

◎身體左半邊屬陰性能量，對應左脾胃、內在感性、與母親的關係：第一脈輪左腿症狀較重的人，可深入與母親

的關係覺察，並檢視自己的行動力與母親有多少相似或相反之處？身為孩子的自己對母親的行動力的模式又有哪些情緒感受？

◎身體右半邊屬陽性能量，對應右肝膽、外在理性、與父親的關係：第一脈輪右腿症狀較重的人，可深入與父親的關係覺察，並檢視自己的行動力與父親有多少相似或相反之處？身為孩子的自己對父親的行動模式又有哪些情緒感受？

對應第一脈輪海底輪身體印記的澳洲花晶

● **對應失衡一：**

1 號花晶、3 號花晶、財運之星、火彩油

口服花晶原動力、創造力、豐富力、能量

讓踏出的行動力事半功倍、百發百中，啟動「第三脈輪的陽剛意志」、發動「第一脈輪的正向行動」、連結「第五脈輪的生命主導」。

● 對應失衡二之一：

1 號花晶、氣結釋放、財運之星、愛的頻率

口服花晶原動力、創造力、能量、寧靜心

在沉靜中直面自己長期以外在的胡亂瞎忙，釋放深埋底層的委屈、不安與心碎，將能開始允許自己以飽滿的自信展開有效率的行動力。

● 對應失衡二之二：

1 號花晶、2 號花晶、心靈修護、光子花鑰霜

口服花晶大地之母、豐富力、關係花園、理性與感性

讓行動力注入輕鬆、彈性、共好的生命力，對自己與他人都會有更柔軟的包容及真心的理解，將原本「充滿競爭性的快狠準動力」，進化為「創造群體一同豐盛的行動力」。

釋放身體印記的生命轉化

● 命盤總數為 1，或數字命盤中有多個 1，或數字命盤中缺乏 1（物極必反），都是先天身體命盤中第一脈輪－海底輪身體印記較明顯的人。

透過身心覺察釋放第一脈輪的身體印記、補充對應海底輪的身心能量，將會釋放身體印記、療癒兒時創傷、發生以下生命轉化：

● 原本第一脈輪－海底輪失衡一的人：

身體會帶領你們深入內在深層的羞愧感，誠實揭開內心一直以來投射在外的藉口，假想別人對自己的眼光、對自己諸多毫無道理的批判。當你們的腎氣帶動下身血液循環，身體恢復輕盈並鬆動有力，就能轉而聆聽內心不斷自我打擊的聲音，一次又一次釋放被自己羞辱對待的厚重心痛，啟動「堅定的意志力」，發動正向的行動力，開啟物質生命的最高實踐能力。

● **原本第一脈輪－海底輪失衡二之一的人：**

身體會引導你們進入沉靜，直面自己以外在的胡亂瞎忙而掩蓋的害怕沒事做、沒價值、不配被愛的內疚感，釋放深埋底層的委屈、不安與心碎。你們下半身肌膚會彈性光澤，反映對生命的安全感及自我歸屬感提升，能允許自己擁有適當的休息，不再胡亂作為，能享受當下、踏實、

穩重，開展有效率的行動力，實現自我夢想、願景、藍圖的行動。

● **原本第一脈輪－海底輪失衡二之二的人：**

　　身體會幫助你們釋放長期不敢鬆懈的傷痛感，骨骼挺立正位，開始放下偽裝在外造成關係矛盾的優越感，心臟呼吸更順暢有力，能深入內心更為真實的自卑感、怕被人看不起的脆弱。你們身體及臉部的肌膚保水度上升，對自己會有柔軟的包容、對他人能有真心的理解，將原本充滿競爭性的動力將注入輕鬆、彈性、共好的生命力，進化為創造群體輕易豐盛的行動力。

二、命盤總數之身體印記 2

　　數字 2 的能量對應第二脈輪的正負兩極（連結或孤立）：有著明顯的陰性能量，富有同理、包容、善解人意的本能；做事低調不張揚，容易隱身成為群體中的協調橋樑，享受溫馨和諧的人際關係。

　　命盤總數為 2，或數字命盤中有多個 2，或數字命盤中缺乏 2（物極必反）都易在**第二脈輪－生殖輪**儲存相關的身體印記，發展出相符的命運軌跡。

常見失衡一：
關係疏離、反向創造、積極自毀

　　失衡一的人從小因父或母的掌控而窒息想逃。長大後雖依賴心強，但很抗拒被依賴，總是刻意證明自己的獨立性，反而製造出疏離難猜的距離，但遇到事件仍是稚氣未脫的樣子。看似平易近人，實則固執叛逆。對人生常感忿忿不平，讓肝膽功能易失衡（承接過多的憤怒能量），皮膚易暗沉（自我羞愧引起的憤怒導致體內慢性發炎）。

　　失衡一的人懷著孤芳自賞的心，總是懶得解釋說明，情緒易躁鬱，下體易發炎，婦科系統（子宮、卵巢、輸卵管）易有堵塞（更甚會有囊腫、肌瘤或其他相關症狀），易引起關係疏離及合作困難。常常做出對自己沒有幫助甚至有害的選擇（負向的創造力），即便有想達成的目標也

願意發出行動，所創造出來的結果都可能事倍功半甚至事與願違，為自己帶來身體、金錢、關係中的損失。肌肉組織及關節筋膜僵硬緊繃（肝膽失衡導致毒素容易堆積在關節處），讓自己在負面選擇中仍有可能義無反顧、愈挫愈勇的氣勢（帶著積極的自我毀滅）。

常見失衡二：
匱乏消極、沒有夢想、不敢創造

失衡二的人，兒時父母雙方或其中一方常過於擔憂、過度保護，自己從小習慣配合父母意見，造成從小不被允許獨立思考，即便長大也習慣交出決策權，不敢、不願、不想在物質生命中有所展現。易有婦科冰寒、手腳冰冷、子宮經血不順，產生內膜經血積累的相關症狀（如囊腫）。

失衡二的人過度在乎別人的感受，害怕被團體遺棄，在關係中很易被情緒勒索、對號入座、容易失去判斷的能力。使下半身易鬆軟水腫（腎臟積存恐懼影響泌尿排水），循環代謝較一般人慢（長期失去效率動力、拖慢身體循環系統），易有第一脈輪的失衡一「消極的自我毀滅」。

　　失衡二的人重視與人為善，不喜正面衝突，眾人意見分歧時總是圓融協調。容易以他人的需求為優先，而過度犧牲忽略自己，於是肌肉系統疲軟無力（反映內在習慣自我打擊的無力感)、膚色通常偏白（腎氣不足影響心行血氣、心肺功能弱），會不由自主經常呈現消極、無能、猶豫不決的模樣，不敢邁向成長成功的道路，於是脾胃功能不佳（不由自主抓取的受害感使自己吞忍心酸苦水感受），情緒容易陷入想不開的憂愁憂鬱。

對應第二脈輪－生殖輪的身體印記

1. 下腹部－生殖系統（女性骨盆腔／子宮／卵巢／輸卵管／賀爾蒙性腺）

　　每位女性的子宮都直接「對應母親的子宮」。女性的子宮婦科是否健康，是決定親密關係屬於「相愛」或「相殺」的關鍵。

2. 下腹部－泌尿系統（腎臟（腎氣）／膀胱／尿道／全身排水功能）

　　腎臟主腎氣，氣行血，血為水，因此腎臟主導身體的水元素系統。水為陰（母親），陰生陽（父親），人的生命初始在「羊水」（母親）中孕育完成、並且人體百分之七十是由水分（陰性能量）構成，因此身體的腎臟與泌尿

系統的狀態，完全反映出我們潛意識的母親課題以及陰性能量是否平衡的指標。

3. 下腹部－腸道

第二脈輪的下腹腸道有「腹腦、人體第二大腦」之稱，是思言行的「思」的根源、也就是「情緒腦」。它直接影響第六脈輪的大腦中樞，也是決定第四脈輪心輪免疫系統能否平衡的身體區域。

同步加強覺察

◎身心覺察是身心靈完整對應的系統，身體印記為 2-4-6-7 脈輪對應，彼此環環相扣，相互影響，建議同步加強覺察。

◎身體左半邊屬陰性能量，對應左脾胃、內在感性、與母親的關係：第二脈輪左半邊的生殖系統症狀較多的人，可深入與母親的關係覺察，並檢視自己通常是以何種方式面對「自我女性身分、陰性之姿、脆弱的情緒感受（如悲傷、膽怯、害怕）」。

◎身體右半邊屬陽性能量，對應右肝膽、外在理性、與父親的關係：第二脈輪右半邊的生殖系統症狀較多的人，可深入與父親的關係覺察，並檢視自己通常是以何種方式對應「男性角色、陽性力量、剛硬的情緒感受（如暴躁、憤慨、怨懟）」。

第二脈輪－生殖輪身體印記常見症狀

● **婦科症狀與病症、經量過多／過少、生理期疼痛、子宮肌瘤、巧克力囊腫⋯。**

　　任何與婦科生殖相關的大小症狀或疾病，都是反映出自己內在深處對母親的情緒凍結。 當我們與母親的內在疏離及對自我女性身份的否定（也是對母親的否定），潛意識不認同女性身份，揚陽貶陰。

　　這將導致女性在潛意識對自我陰性能量的摒棄、切割、抵制，難以真實融入身為女人、女兒、妻子、母親的身分，並會同步干擾所有親密關係（性、伴侶、婚姻、親子）的幸福和諧。

對應第二脈輪生殖輪身體印記的澳洲花晶

● **對應失衡一：**

氣結釋放、1 號花晶、2 號花晶、情緒修護、愛的頻率

口服花晶原動力、創造力、豐富力、大地之母

　　釋放一直以來想透過外在努力去掩蓋的「羞愧感／失敗感／不配得感」，停止以自我毀滅的信念主導事與願違的反向創造，開始真實豐盛的正向創造。

● **對應失衡二：**

氣結釋放、1 號花晶、2 號花晶、財運之星、富裕彩油

口服花晶原動力、創造力、豐富力、能量、大地之母

　　激活正向的物質創造力，有能力呵護自己的真實需

求，有勇氣實現更高更遠的生命藍圖，並將這份對自己的勇氣力量，轉向開創幸福美滿的關係模式。

釋放身體印記的生命轉化

● **命盤總數為2，或數字命盤中有多個2，或數字命盤中缺乏2（物極必反），都是先天身體命盤中第二脈輪－生殖輪身體印記較明顯的人。**

透過身心覺察釋放第二脈輪的身體印記，補充對應生殖輪的身心能量，將會釋放身體印記、療癒兒時創傷，發生以下生命轉化：

● **原本第二脈輪－生殖輪失衡一的人：**

你們能從身體真正接納陰性面向的自己，不需為了證明自己的與眾不同而與人疏離。當你們呼吸下沉、腹腔放

鬆、婦科平衡健康，代表內在心靈能與母親、自己、他人真實靠近。你們從身體激活正向的創造力量，既能保有自己的獨立性，又能與身邊的人們和諧共處。外在也能創造出生活的豐富多彩，享受關係的喜悅綻放、幸福美滿。

● 原本第二脈輪－生殖輪失衡二的人：

身體會帶領你們提升創造外在物質的能力，享有自己本然豐盛的生命資源。你們腰椎能彈性有力、骨盆恢復正位，不需再為生存求愛而討好忍讓，更不需在關係中委屈求全。你們因覺察而轉化的自我價值感，會為自己創造物質上的豐收成果，也能享有與人之間健康平衡的情感交流。

三、命盤總數之身體印記 3

　　數字 3 的能量對應第三脈輪的正負兩極（表現或躲藏）：有著活潑開朗的外向能量，對藝術才藝很有天份；擁有隨機應變、長袖善舞的才能；人際社交應對自如，易成為群體中的人氣焦點。

　　命盤總數為 3，或數字命盤中有多個 3，或數字命盤中缺乏 3（物極必反）都易在**第三脈輪－太陽輪**儲存相關的身體印記，發展出相符的命運軌跡。

常見失衡一：
自卑軟弱、自我打擊、被動退縮

失衡一的人容易胃脾胰消化功能不良，尤其胃酸失衡（過多及逆流），使個性外軟內硬、習慣退縮、先行示弱，經常選擇吞忍、壓抑、委屈自己。又因自我否定、懷疑自己不夠資格，沒有準備好或沒有能力，而無法展現自己。

失衡一的人因消化能力弱，學習能力也較弱，常感覺讀過的資訊不易記住，或好不容易背起的內容卻不懂活用。使他們在學習方面有陰影，經常退縮、自我打擊，考試或檢測時經常發生未試先敗。

因其身體承接過多的情緒印記，體內儲存生存恐懼，左肋骨可能較凸、淋巴循環較慢、體內易滯水，總是害怕無法承擔任務而逃避退縮，渴望眾人矚目，卻怕自己表現

不好，不斷在準備，易呈現被動、猶豫不決、唯唯諾諾。

　　失衡一的外在表達（第五脈輪）總是沒有穿透力，經常不被聆聽。即使受到委屈不平的對待也會選擇吞忍，甚至會自動犧牲自己的權益，造成自己更加退縮的惡性循環。再因第三脈輪的意志力薄弱，皮膚偏白、肌肉組織疲軟無力、易腹瀉，導致經常淪落「濫好人」。

　　古話「好人不長命」，但失衡的「濫好人」往往與良善無關，只是內在軟弱讓外在看似溫順柔和，實則是因兒時印記才無法展現自我力量。當「濫好人」長期習慣吞忍壓抑情緒，讓體內毒素堆積，自然就「不長命」。

常見失衡二：
自大易怒、內涵膚淺、競爭批判

失衡二的人常積蓄暴躁、不滿、生氣等內火燃燒，影響腎上腺素常處於戰鬥模式，讓自己總是過於衝動急躁的想展現自己；因肝膽失衡，右肋骨可能較凸，內火過多引起體內發炎，讓皮膚易有暗沉及各種過敏問題；因身體慢性發炎，易被小事激起怒火，肌肉組織便緊繃僵硬，易顯輕浮不夠穩重，冒犯他人卻不自知。

失衡二的人有強烈的控制欲和侵略性，喜歡競爭、較勁，帶有侵略性的敵意，個性外硬內軟；源於兒時不被父母認同、讚賞、肯定的兒時印記，在成年後習慣過度使用意志力去表現自大自信、自我優越，使第三脈輪肝火過旺盛，導致第五脈輪的口苦口乾口臭，總是容易對別人散發

富有敵意的競爭性，並會不時表現對他人的苛求、貶低、批判，易令他人心生畏懼而主動疏離。

　　失衡二的人因第三脈輪火能過多、競爭心強，學習方面很積極進取，但難以吸收消化，學習後的內化能力有限，常發生學過就忘或學不精深的情況，讓他們以為是自己學得還不夠多，會想努力學習更多資訊⋯⋯惡性循環下，使他們第三脈輪消化更差，易影響第一脈輪的腹瀉＝代表無法吸收、學過就忘；或反向便祕＝代表堵塞卻又無法內化、累積大量無正向益處的知識資料。

對應第三脈輪－太陽輪的身體印記

1. 上腹部－消化系統（肝、膽、胃、脾、胰、小腸）

　　脈輪 1-3-5 對應，我們從第五脈輪入口的食物，由第

三脈輪的腸胃承接、分解、吸收養分，再將已不被需要的多餘物質透過第一脈輪的下體排泄而出。但是每一個沒被自己正確表達的情緒，都會由第五脈輪錯誤吞忍，再由第三脈輪的消化系統承接情緒印記，創造自我受害。

當第三脈輪能量失衡，容易過度緊張、焦慮、神經質反應，使小腸吸收不良。一則讓食物還來不及分解吸收就被消化透過第一脈輪排出，可能會有「吃不胖」的體質。二則食物難以被分解消化，在消化系統中過度停留，造成腐敗，引發胃部胃酸與脹氣，造成「易胖體質」。

前者心理上容易因驚弓之鳥的神經性反應，讓所知所學還來不及被第三脈輪真正吸收，就要快速的以第一脈輪去行動，而流於膚淺的理解與踐行，難以參透事物的真實內涵。後者則會因身心的消化不良，使所知所學無法被第

三脈輪真正吸收，也難以被第一脈輪實踐行動，常常會感覺「讀不懂、學不會、背不進」，無法真正的學習。

2. 左邊胃脾胰對應陰性能量（與母親的關係）

當內在陰性能量長期失衡，便會產生犧牲委屈、隱忍心酸苦水、自卑憂鬱的情緒印記，將導致各種腸胃症狀與疾病，消化不良、胃酸、胃潰瘍、胃出血、胃食道逆流、小腸吸收問題、腸躁症……等各種腸胃症狀。長期左胃脾胰錯誤的吞忍委屈心酸、不平苦水，必會帶來右肝膽的爆發。

3. 右肝膽對應陽性力量（與父親的關係）

當內在陽性力量長期失衡，便會產生侵略強勢、急躁易怒、自大、躁鬱的情緒印記，將導致各種肝膽症狀與疾病，解毒功能失調、肝炎、肝硬化、膽結石、淋巴系統污染、

慢性發炎體質、所有皮膚過敏問題⋯⋯等各種與肝膽相關的症狀。

4. 淋巴系統

當情緒印記導致肝膽解毒功能失衡，會使淋巴系統受到污染，體內堆積的毒素廢物也會隨著淋巴系統走遍全身，形成身體各處的淋巴堵塞甚至結節，弱化該部位的循環代謝，使身體慢性發炎。

5. 皮膚系統

皮膚是人體最大的排泄器官，而我們的血肉骨內臟皆在皮膚底下，因此皮膚也是象徵我們與世界的健康邊界，對應脈輪 1-3。當第一與三脈輪失衡時，內在的不安全感會使我們對外在世界不自覺的防禦、自我保護、過度逞強，

心中長期對人我邊界失衡，會使皮膚系統潰堤，與世界的邊界崩盤。引發各種皮膚過敏、異位性皮膚炎、皮膚搔癢、紅疹、牛皮癬、紅斑性狼瘡……等皮膚症狀。

第三脈輪－太陽輪身體印記常見症狀

● 消化不良、胃潰瘍、脾胰肝炎、皮膚過敏發炎

第三脈輪所有肝、膽、胃、脾、胰、腸的症狀，全是來自我們錯誤否定與吞忍的情緒才使身體必須承接這些「額外的工作」。情緒消化不良是導致消化系統失衡、停擺、運行失常的主因。內在情緒失調還會帶來內火鬱悶，引發皮膚系統的過敏炎症。

● 腎上腺素失調

第三脈輪身體印記厚重，會讓人長期處於「戰與逃」模式，外在總會發生「受欺壓也不敢面對的逃避吞忍」、「常因不滿易怒而無禮又強勢」，使現代人常見腎上腺素疲勞、形成失調。第三脈輪腎上腺也會影響第五脈輪甲狀腺。

同步加強覺察

◎身心覺察是身心靈完整對應的系統，身體印記為 1-3-5-7 脈輪對應，彼此環環相扣、相互影響，建議同步加強覺察。

◎身體左半邊屬陰性能量，對應左脾胃、情緒消化、與母親的關係：第三脈輪左半邊的消化系統症狀較多的人，可深入與母親的關係覺察，檢視自我的情緒模式與母親

有多少相似或相反之處？

◎身體右半邊屬陽性能量，對應右肝膽、情緒表達、與父親的關係：第三脈輪右半邊的消化系統症狀較多的人，可深入與父親的關係覺察，檢視自我的情緒模式與父親有多少相似或相反之處？

對應第三脈輪太陽輪身體印記的澳洲花晶

● **對應失衡一：**

3號花晶、財運之星、學習力、情緒修護、光子花鑰霜

口服花晶原動力、創造力、急救、能量

將能提升第三脈輪的陽性力量，平衡長期被弱化的陰性能量（受害受苦之姿），啟動「第三脈輪的陽剛意

志」、帶動「第一脈輪的正向行動」、連結「第五脈輪
的生命主導」，以此開創外在成果。

● **對應失衡二：**

3 號花晶、學習力、心靈修護、兒童心靈、光子寶寶霜
口服花晶豐富力、關係花園、親密情、寶貝肌膚

　　將能卸下強勢、批判、憤怒的外衣，深入底層至深
的脆弱、悲傷、無助的兒時印記，成人自我的防禦高牆
會因此拆除，停止將原生家庭的創傷模式複製到現在及
未來的人際關係中，使周遭的所有關係都能開始綻放和
諧幸福、相處愉悅的能量頻率及生活實相。

釋放身體印記的生命轉化

● 命盤總數為 3，或數字命盤中有多個 3，或數字命盤中
缺乏 3（物極必反），都是先天身體命盤中第三脈輪－
太陽輪身體印記較明顯的人。

　　透過身心覺察釋放第三脈輪的身體印記，補充對應太
陽輪的身心能量，將會釋放身體印記、療癒兒時創傷，發
生以下生命轉化：

● 原本第三脈輪－太陽輪失衡一的人：

　　你們會透過身體帶動第一脈輪發揮正向的行動力，當
第三脈輪的消化系統改善，能提升信任生命的能力，無懼
的共好互利為行動的願力。增強太陽輪的膽識魄力，影響
第五脈輪的表達能力，勇於展現自我創造成功、意志力堅
強，以個人的存在對外穿透又有力的表達，進階發展出生

命領袖的權威特質。而你們仍能保有友善相處、樂於助人的溫暖特質，會如和諧的陽光般照亮著自己與身邊的人。

● **原本第三脈輪－太陽輪失衡二的人：**

身體會引導你們堅定、無畏、自在的實踐夢想藍圖，內臟指數恢復平穩、呼吸順暢深沉，使第三脈輪由內而外散發出不刺眼也不容忽視的閃耀，成為使他人仰望、尊敬而不心生畏懼的太陽權威。你們皮膚的過敏症狀會消除，伴隨著健康的人我界限，憑藉信任自己而從容自在，自在祖露真實情緒，不需競爭敵對，一求高下。你們仍致力提升外在成就的能力，以自信為根基實現心中願景，更願意協助他人一起共享成果。

四、命盤總數之身體印記 4

數字 4 的能量對應第四脈輪的正負兩極（敞開或封閉）：樸實誠懇不喜花俏，富有組織規劃的能力；自我約束力很高、不會隨意變動，因天生而來的穩重感，常在群體中被託付掌管與決策的對象。

命盤總數為 4，或數字命盤中有多個 4，或數字命盤中缺乏 4（物極必反）都易在**第四脈輪－心輪**儲存相關的身體印記，發展出相符的命運軌跡。

常見失衡一：
羞於接受、不敢拒絕、匱乏付出

失衡一的人對任何享受的、美好的、輕鬆擁有的正向事物都會有羞愧與內疚，經常主動拒絕被愛的可能，不敢大方接受他人的善意，不敢擁有豐盛美好的機會，並且常常犧牲退讓妥協……源於兒時在原生家庭中經常感受到物質匱乏，從小就強烈感受到家中生存的辛苦，認為年幼的自己無法分擔父母辛勞的羞愧與內疚，讓身體的左側能量較不流動，第三脈輪（太陽神經叢）左脾胰胃的消化功能較弱（陰性能量傾向弱化失衡）。

失衡一的孩子從小對父母感到情感上的匱乏，也許父母因故缺席成長過程，讓孩子必須隔代教養，使他們潛意識中形成毫無道理的「羞愧、內疚」的印記，形成「自己

不配享有、擁有」的信念。長大容易呼吸短淺易喘、上半背部疼痛（內在羞愧自責的情緒凍結）、腋下淋巴堵塞、乳腺易有結節增生問題（反映女性自我身分的認同感），與人的互動交流常莫名疏離，將兒時對父母的匱乏感受持續複製貼在成年後的人生中。

常見失衡二：
失衡接受、強求索取、不願付出

失衡二的人從小易被父母偏心對待，或認為父母經常刻意忽視自己的需求，讓他們呼吸容易急促（對應擁有的能力）、手部關節易有不適症狀。父母其中一方也很有可能在他們成長過程中必須缺席，導致兒時有極大的不滿足感……身體右側能量較不流動，第三脈輪右肝膽較易失調（積累過多因悲傷而引發的憤怒情緒），長大後便會將這

份兒時沒被重視、在乎、滿足的悲傷而引發的憤怒，投射到與人的相處互動中，容易轉變成情感勒索、物質勒索。

失衡二的人腋下淋巴與胸腺容易堵塞，乳房容易出現硬塊結節（反映自我接納的能力、看待女性身分的眼光，以及與母親的關係），很容易產生難以自覺的「向外掠奪」、「越界索取」的情形。因為內在裡總是相信自己「得到的不夠」，便會將這份強烈的匱乏、不滿足投射在外，呈現令身邊人感到侵略不適的「任性、貪心、強要」，自己也難真心大方的給出、分享，常常基於內在匱乏過度抓取、無法對人真心付出、易陷入掌控他人的情境，源於兒時在原生家庭中的情感／物質匱乏所引發的深層憤怒。

對應第四脈輪－心輪的身體印記

1. 胸腔、上半背

身體能量是 2-4-6 脈輪對應，皆屬「能量向內」的「陰性能量」，陰性能量的根源是第二脈輪「我們與母親的關係」，往上對應第四脈輪「我們與自己的關係」。

當我們內在心靈有著與母親的情緒凍結，潛意識內在小孩也會對仍然無法原諒母親的「自己」感到自責與內疚，便會從第二脈輪下腹腔的能量堵塞，直接影響第四脈輪上胸腔的能量流動，這時上半背就會出現各種難以解除的不適或疼痛，當能量堆積愈久，上身會開始變厚，肩胛骨僵硬疼痛（尤其膏肓穴）。

2. 雙手（手指、手掌、手腕、手肘、腋下淋巴）

雙手象徵「給出及擁有的能力」，第二脈輪有著相關的身心凍結，與自己的關係以及愛自己的能力也會遭到凍結，會無意識的推開所有能夠輕易豐盛以及讓自己可以愛與被愛的機會，或者是反向的抓取、強求、索討他人的付出與關愛（情緒上或物質上的勒索），以上會透過第四脈輪的雙手呈現（各種手部的不適或疼痛、雙手關節或皮膚問題）。

3. 腋下淋巴、女性乳房

　　每人的生命都是從媽媽第二脈輪的子宮被孕育而生，因此第二脈輪的女性子宮就是「愛的根源」。而母親在孩子出生後會以第四脈輪的乳房餵養母乳，母乳就是物質性的母愛，因此在孩子的潛意識中「母乳＝愛」（食物＝愛），所以每一位女性乳房都是「愛的容器」。

4. 心肺功能、呼吸系統

第二脈輪對應的是「創造的能力」，第四脈輪對應的是「擁有的能力」。然而創造不見得能擁有，若我們對物質生命的創造源頭（母親）有著相關的創傷印記，我們也會將這份受傷感複製成為我們看待自己的眼光、對待自己的方式，這時便會干擾我們的心肺功能及呼吸系統。

深入第二脈輪與第四脈輪的身心覺察，讓第二脈輪的「無限創造」與第四脈輪的「輕易擁有」相輔相成，我們會有正向創造並允許自己輕易擁有所創之物的能力。

5. 免疫系統、胸腺

脈輪 2-4-6 對應，第四脈輪的免疫系統／胸腺對應第二脈輪的賀爾蒙系統／性腺，也對應第六脈輪的神經系統／松果腺體。

就如第二脈輪的下腹部，對應第四脈輪上胸腔，也對

應第六脈輪的腦部區域。因此第二脈輪的下腹部又有「腹腦」（情緒腦）之稱，就如人體第二個大腦，這將直接影響第六脈輪：人體第一個大腦（思考腦）的運作。

第四脈輪－心輪身體印記常見症狀

● 雙手不適或受傷、疼痛

雙手是心輪的延伸，象徵「給出及擁有的能力」。當心輪失衡，會不由自主用無形的手推開輕易擁有以及愛與被愛的機會；也會因為匱乏不滿，用無形的手反向抓取掌控、索討他人的情感與物質。第四脈輪失衡的身體印記，易使心輪延伸的雙手易有不適症狀或受傷。

● 腋下淋巴堵塞、女性乳房相關的症狀或疾病

很多女性都與「愛的根源（母親）」切斷了愛的連結，也因女性集體創傷意識導致「愛的容器（乳房）」缺乏愛。於是身體第二脈輪「愛的根源：婦科生殖系統」與身體第四脈輪「愛的容器：女性乳房」就容易出現各式各樣的症狀與疾病，或導致對應的女性器官需要動刀、甚至被割捨切除。

　　若有人透過醫療醫學被確診乳房相關的症狀疾病，務必同時回到第二脈輪的主題作身心覺察，因為現代醫學是確診身體的結果，然而當女性第四脈輪的胸腺、乳房發生任何症狀或疾病，失衡的身體根源其實在第二脈輪的賀爾蒙、子宮，背後的內在根源則是第二脈輪「與母親的心靈凍結」，才會向上延展使我們與自己的關係及愛自己的能力同時凍結，於是「愛的容器沒有愛了」，便形成第四脈輪的身體症狀。

● 心肺呼吸短淺缺氧、皮膚乾燥

　　肉體生存的基本條件是「食物、空氣、水」，其中能夠最無條件取得的便是「空氣」。空氣就是「生命之氣」，我們要能好好享有「無條件的生命之氣」，首先必須能夠「順暢深沉的呼吸」。然而當我們內在有著前面所述的心靈凍結，我們的潛意識就不會允許自己可以輕易的、無條件的獲取任何東西，即便是「毫無條件的生命之氣」，我們的潛意識也無法允許自己可以「大口享有」。

　　當這份內在印記不斷被身體承接，便會弱化心肺功能及呼吸系統（對應願意擁有愛的身體部位），我們勢必也會在現實生活中讓自己難以輕易享受想要的物質生活，及渴望的情感關係。更甚至會將「第二脈輪的失衡二」延伸到第四脈輪的「擁有的能力」，讓自己在創造物質的過程

中，基於自我毀滅的印記，讓自己不斷失去所創化的物質與關係，難以擁有所創造的人事物。

● 免疫系統失調

第四脈輪身體的免疫系統失調，來自第二脈輪的賀爾蒙系統失衡，根源是內在小孩對母親的情緒創傷，導致我們對自己的內在衝突與自我攻擊。

因此原本保護我們身體機制的免疫系統、便容易發生以下兩種失衡：

1. 身體將防衛機制轉向自己

發生免疫系統失調的疾病。如：紅斑性狼瘡就是因內在自我攻擊而產生免疫系統的身體攻擊。

2. 身體的防衛機制低下

使免疫系統無能保護身體，於是體質虛弱極易感冒（且難以康復）、細菌感染、病毒入侵、傷口難癒合。

同步加強覺察

◎身心覺察是身心靈完整對應的系統，身體印記為 2-4-6-7 脈輪對應，彼此環環相扣、相互影響，建議同步加強覺察。

◎身體左半邊屬陰性能量，對應左胸背手、接受的能力、與母親的關係：第四脈輪左半邊的症狀較多的人，可深入與母親的關係覺察，檢視自己的自我接納程度，允許自己擁有被愛的能力與母親有多少相似或相反之處？

◎身體右半邊屬陽性能量，對應右胸背手、給出的能力、與父親的關係：第四脈輪右半邊的症狀較多的人，可深

入與父親的關係覺察，檢視自己的自我接納程度，允許

自己付出共享的能力與父親有多少相似或相反之處？

對應第四脈輪心輪身體印記的澳洲花晶

● **對應失衡一：**

4號花晶、財運之星、心靈修護、光子花鑰霜

口服花晶原動力、創造力、豐富力、關係花園

　　將釋放潛意識中，因自責內疚而升起的自我批判、

總是不由自主的犧牲退讓、無法享有輕易豐盛與被愛，

開始允許自己享受愛與被愛，並迎接生命本然的豐盛。

● **對應失衡二：**

4號花晶、心靈修護、兒童心靈、光子寶寶霜

口服花晶豐富力、關係花園、親密情、叛逆心

　　將會深入自己總是認為沒被滿足的委屈與憤怒，釋放背後的卑微、悲傷及脆弱，開始能夠照見每個感覺受害、受傷、沒被滿足的背後，其實只是內在小孩對父母的愛的不滿足。

釋放身體印記的生命轉化

● 命盤總數為 4，或數字命盤中有多個 4，或數字命盤中缺乏 4（物極必反），都是先天身體命盤中第四脈輪－心輪身體印記較明顯的人。

　　透過身心覺察釋放第四脈輪的身體印記，補充對應心輪的身心能量，將會釋放身體印記、療癒兒時創傷，發生以下生命轉化：

● 原本第四脈輪－心輪失衡一的人：

　　身體會帶領你們停止自我拋棄，讓呼吸順暢深沉、心肺功能提升，在任何關係中都不再擔心遭遇別人的拋棄與背叛，也不會作出傷害他人的事情。當工作金錢有輕易豐盛的機會，愛與被愛的情感來到面前，你們都能帶著感恩、欣然敞開的接受，不再因為內在小孩的匱乏與兒時羞愧而不安拒絕。你們大方接受豐盛，迎接幸福，享受被愛。

● 原本第四脈輪－心輪失衡二的人：

　　你們能從身體推動自己面對愛的創傷，生出真實愛自己的力量。你們接受與給出的力量恢復平衡，能將愛的品質帶給他人、滋養他人，也創造他人以同頻率的愛的能量回流到自己身上。你上半背部舒展鬆動，不再苦於自己得到的不夠，乳房也會豐盈膨潤，不再無視自己所擁有的一

切。當你自我接納的愛上升，你也會真實體會：你早就應有盡有，你就是一無所缺。

五、命盤總數之身體印記 5

數字 5 的能量對應第五脈輪的正負兩極（靈活或制約）：天生愛好自由無拘的表達，喜歡向人分享自己的意見感想，能言善道、辯才無礙，易成為群體中的思想領導者。

命盤總數為 5，或數字命盤中有多個 5，或數字命盤中缺乏 5（物極必反）都易在**第五脈輪－喉輪**儲存相關的身體印記，發展出相符的命運軌跡。

常見失衡一：
吞忍壓抑、口是心非、自我背叛

失衡一的人兒時不被允許表達真實自我，容易胃脹消化不良、胃酸過多（習於吞忍壓抑）、肝火引發心火、胸口臉部易長痘（長期對自己的內在憤怒）、甲狀腺功能易低下。長期犧牲真實自我的聲音，情緒感受經常遭遇壓抑、否定，甚至懲罰時，成年後容易委屈自我、不敢提出要求，甚至會主動放棄自己的權益。

失衡一的人左脾胃的功能弱化（承接太多心酸苦水），遇見權威者容易迎合、討好、隱藏自己的真實感受，長期口是心非就如兒時弱勢的自己面對父母的姿態一般，內心會產生極大的衝突感，形成自我背叛的模式。影響唾液酸鹼、口腔牙齒易受侵蝕（脈輪 3-5 交互影響），這份衝突

會在無意識層面延伸到各種關係，都容易經驗到與「欺騙、背叛」相關的議題。

常見失衡二：
易生衝突、反叛權威、背叛他人

失衡二的人從小在原生家庭中易被父母嚴厲、挑剔、批判的對待，他們常將內在小孩對父母的失落與憤怒投射到具有專業性、高位階、能夠評分自我價值的權威人士，面對權威者容易先迎合順從，後生不滿不服、具有挑釁挑戰的意圖。於是肝火易旺、口氣大、口腔易破口（總是身陷內在憤怒的情緒能量）、頸椎易僵硬不適、甲狀腺功能容易亢進，是內在小孩對父母的情緒轉為對權威上位者不服抵抗之心。

失衡二的人易口無遮攔而得罪人，即便想要親密、渴望被愛、想要示弱，但對身邊人脫口而出的話語及態度總是刺耳傷人，有時強勢難忍。與人的關係容易陷入第三脈輪右肝膽的情緒能量，對他人產生指責與批判，將身體儲存的兒時印記轉變為人我關係中的矛盾、衝突、不和諧的根源。

對應第五脈輪－喉輪的身體印記

1. 口腔、牙齒

　　第五脈輪的口腔牙齒是負責咀嚼食物的身體區域，也對應我們「咬文嚼字」的口才表達能力。牙齒則對應是否「咬緊牙關」、習慣「咬牙切齒」的隱忍特質。

2. 喉嚨、支氣管

我們普遍「對外表達」是經過喉嚨的言語說話，這是一個內外象徵，當我們沒有適時適當的為自己表達真實的情緒感受、想法需求，喉嚨及周遭的器官就會產生症狀。

3. 甲狀腺

身體所有的腺體都是精微能量，以無形流動的方式貫穿全身機能的運作，是我們沒有覺察並不斷複製貼上的情緒印記，才導致原本無形流動的精微能量腺產生凍結，再進一步成為「有形的堵塞」（結節、硬塊、腫瘤）。

第五脈輪「甲狀腺」相關的問題：通常來自長期壓抑自我脆弱，大多為了家庭因素，勉強自己呈現一個強者的姿態，不允許自己軟弱、不允許自己示弱、不允許自己「不能」、不允許自己「做不到」。

以上層面會延伸到頸椎的負荷，肩膀會格外的緊繃、沉重、僵硬，因為內在「強加給自己的負荷過多，肩扛了不屬於自己的責任」，所以心靈形塑身體，就會出現以上的症狀。

4. 肩膀

第五脈輪的肩膀對應「正確承擔責任的能力」，很多人的肩膀都有大小不一的症狀，輕則緊繃不適、重則僵硬疼痛，甚至影響周圍的肌肉組織纖維化，這來自我們「對外在的過度負責」，同時反映出我們的內在真相是「對自己的不負責」。

5. 頸椎、脖子

第五脈輪的頸部象徵「低頭、順服、臣服」的能力，

通常這個部位過於緊繃、僵硬，甚至強烈疼痛，都是內在對自我命運的對抗，也就是內在小孩對原生家庭「因無數的失望而產生的叛逆不服」，這將導致成年後易陷入權威課題，引起自己與他人的抗爭。

第五脈輪－喉輪身體印記常見症狀

● 容易蛀牙

當我們長期壓抑情緒感受，會影響左脾胃的胃酸分泌及右肝膽的解毒功能，讓第五脈輪的唾液酸鹼失衡，使牙齒遭受侵蝕。於是有些即便正常清潔仍經常蛀牙的人，幾乎都有隱忍妥協，不敢表達自己真實感受及內在需求的創傷慣性。

● 喉嚨發炎、氣管炎、扁桃腺發炎

當我們習慣吞忍、口是心非，沒被表達的情緒感受更會在喉嚨造成「哽咽感」，包括從小不敢表達、無法表達的自我憤怒，這份情緒印記會使身體對應的喉嚨、氣管、扁桃腺發生炎症，造成食不下嚥、吞嚥困難。

● 頸椎症狀

頸椎對應腰椎與膝蓋，也對應內在「放鬆、放過、放下」，反映一個人是否「能屈能伸」的彈性。當頸椎發生症狀，腰椎與膝蓋等關節也易有問題，背後是不肯退讓、不願低頭、不敢求助，強硬苦撐的信念讓頸椎易有不適感或受傷的症狀。

● 甲狀腺失調

脈輪 1-3-5 對應，第五脈輪甲狀腺失衡分為「亢進」或「低下」，對應第三脈輪腎上腺素的「戰」與「逃」模式：當我們第一脈輪的身心印記層層凍結，將會影響生存的安全感，情緒印記將會不斷重播著匱乏、焦慮、恐懼感，從第一脈輪串聯而上影響 1-3-5 脈輪。

第一脈輪行動力：拖延自毀、競爭輸贏 ➡ 第三脈輪自卑軟弱、自大侵略 ➡ 影響第三脈輪的腎上腺素—逃跑／戰鬥 ➡ 干擾第五脈輪的甲狀腺—低下／亢進。

同步加強覺察

◎身心覺察是身心靈完整對應的系統，身體印記為 1-3-5-7 脈輪對應，彼此環環相扣、相互影響，建議同步加強覺察。

◎身體左半邊屬陰性能量，對應左肩頸、傾聽的能力、與母親的關係：第五脈輪左半邊口腔牙齒肩頸症狀較多的人，可深入與母親的關係覺察，並檢視自己通常是以何種方式傾聽與表達？表達模式與面對責任的方式與母親有多少相似或相反之處？

◎身體右半邊屬陽性能量，對應右肩頸、表達的能力、與父親的關係：第五脈輪右半邊口腔牙齒肩頸症狀較多的人，可深入與父親的關係覺察，並檢視自己通常是以何種方式傾聽與表達？表達模式與面對責任的方式與父親有多少相似或相反之處？

對應第五脈輪喉輪身體印記的澳洲花晶

● 對應失衡一：

5 號花晶、意識轉化、財運之星、情緒修護、氣結彩油

口服花晶原動力、創造力、豐富力、轉換力

　　釋放兒時不被允許表達、不被傾聽理解的創傷凍結，使失衡於軟弱的陰性能量，導向平衡正向的勇氣力量，發自內心敬重自我感受，敢於表達真實的情緒想法，也會帶動他人對自己所言所行的尊敬與看重。

● **對應失衡二：**

5 號花晶、意識轉化、財運之星、心靈修護、光子寶寶霜

口服花晶關係花園、親密情、叛逆心、轉換力

　　深入自己總是認為沒被滿足的委屈與憤怒，釋放背後的卑微、悲傷及脆弱，讓包裹在外的憤怒盔甲逐漸卸除，親手撫平內在小孩對生命中第一個權威（父母）的

傷痛凍結，停止成年後不斷投射出的權威課題，讓自己的過度陽剛平衡於柔性的力量，成為剛柔並濟的自我生命權威。

釋放身體印記的生命轉化

● 命盤總數為 5，或數字命盤中有多個 5，或數字命盤中缺乏 5（物極必反），都是先天身體命盤中第五脈輪－喉輪身體印記較明顯的人。

透過身心覺察釋放第五脈輪的身體印記，補充對應喉輪的身心能量，將會釋放身體印記、療癒兒時創傷，發生以下生命轉化：

● 原本第五脈輪－喉輪失衡一的人：

身體會帶你們療癒不敢表達的真實自我，讓肩頸恢復

鬆動彈性，使你看見自己害怕不被理解卻又深深渴望被接納的內在孩子。身體會帶你們聆聽自己的情緒想法、內在感受，提升支氣管與口腔的健康。當你從身體面對自己並坦承的表達，你會看見自己此生應負的責任之一就是真誠表達自己，讓別人看見也聽見你，你將不容易受他人的問題或情緒干擾，敢於要求與拒絕要求。這份內外如一的宣誓力量，會讓你拾回生命的主導，你就是自己的權威。

● **原本第五脈輪－喉輪失衡二的人：**

身體會帶你們連結從小必須抗爭自保、捍衛自己、堅毅不屈的內在孩子。當你看見外在強勢、嘴硬的自己，映照的是兒時你與父母的關係，將會釋放背後的心酸吶喊，承認你想要的只是被溫柔的傾聽與靠近。你們超越言說的臨在狀態是真誠、嚴肅、具有不容質疑的權威性，說話的

內涵受到他人的敬重，自動成為散播生命真理的領導者。

不再需要成為誰的權威去保護自己，能鬆開武裝捍衛的外

衣，開放真心去對待別人。你們原有的主導力將以包容的

能量顯化，散發出更大的影響力。

六、命盤總數之身體印記 6

　　數字 6 的能量對應第六脈輪的正負兩極（洞悉或盲目）：天生具備敏銳的洞察力，有獨具一格的審美感；易有惻隱之心，義不容辭樂於助人，經常成為群體中的照顧者與陪伴者。

　　命盤總數為 6，或數字命盤中有多個 6，或數字命盤中缺乏 6（物極必反）都易在**第六脈輪－眉心輪**儲存相關的身體印記，發展出相符的命運軌跡。

常見失衡一：
憂慮思維、負面想像、窒礙難行

　　失衡一的人容易用過度的感性感知，遮蔽自己應有的理性判斷，迴避面對自己的內在真相；源於失衡一的人兒時經常遭受原生照顧者非理性的責備、處罰、驚嚇，讓他們從小就經驗到失去理性、不可理喻的混亂感。身體左半身易有不適症狀（陷入被弱化的陰性能量），也易有眼睛模糊、頭暈的症狀（不願看清現實真相／陷入暈頭轉向的人生境況）。失衡一的人偏向第一脈輪的拖延不行動或焦慮的亂行動，對自己的自信感極低，很難信任自己有正向創造的能力，易在第三脈輪顯示出左脾胰胃失衡（情緒吞忍壓抑）、在第五脈輪出現逃避現實責任的情形。

常見失衡二：
鑽牛角尖、固執己見、防禦感強

失衡二的人在原生家庭中都遭受過不被重視、在乎、看重的忽略忽視感，使他們成年後自我標準極高，常以幾近完美主義的嚴格要求鞭策自己，經常在「比別人好」的自我優越感、「比別人差」的自我批判感中搖擺。也常將此投射出對他人欽羨或藐視等內在眼光。失衡二的人易有眼睛發炎、頭痛、失眠等症狀，因他們挑剔感極強，容易只看見自己不夠完美，及自己與別人還不夠好的地方（讓眼睛易發炎），並為此感到不滿、糾結、煩惱，常引發頭痛（想不開）。因兒時被忽略的創傷，讓他們易在心軟與計較中擺盪，表面隨和，實則冥頑不靈；常對外人有著愛心善意，對親近的人產生嫉妒敵意。

對應第六脈輪－喉輪的身體印記

1. 眼睛

眼睛是身體協助我們在物質世界使用的工具，當我們的頭腦表意識太執著於「眼睛的肉眼所見、眼見為憑」，而忽視內在第六脈輪「智慧之眼的洞見覺察」，潛意識便會對自己總是「迴避看見」內在的自我真相感到憤怒，這時就容易發生各種眼睛症狀。

2. 鼻子

鼻子與第四脈輪的呼吸系統相通，因此鼻子的狀態也反映出我們第四脈輪「與自己真實的關係品質、自我接納的能力」。

3. 耳朵

　　眼睛是「看見真相」（面對自己）的能力，耳朵是「聽見真相」（聆聽自己）的能力。耳朵的狀態都與第一脈輪的腎氣有關，當耳朵有任何症狀都可以直接深入第一脈輪的身心覺察，往往會發現自己一直以來迴避聆聽的內在真相。

4. 松果腺體／第三隻眼

　　第六脈輪的松果腺體同時有著「第三隻眼」的稱呼，位於兩眉中間，是在幫助我們「向內觀照」的「智慧之眼」，然而很多人對第六脈輪兩眉之間的「第三隻眼」都有很大的誤解，例如可以通靈或能看見異次元世界的所在……。誤以為那是「可看見某些靈體」或「可與某某靈溝通」的管道。

事實上第六脈輪是一個「超越肉眼」的能量中心，是讓我們能看向內在真相的「智慧之眼」，而它同時也對應身體的神經系統。第六脈輪確實可以幫助我們「通靈」，但真正在「通」的是我們的內在心「靈」，「第三隻眼」是在幫助我們「看見」內在自我真相，而非通向外在的任何靈體，或是增添不實的靈通（靈視）能力。

5. 神經系統

當我們的意識層次仍在內在小孩的求生模式時，身體的各大精微腺體就會在兩極失衡中波盪，其中第六脈輪的「神經系統」（交感神經／副交感神經）會直接影響第三脈輪的「腎上腺素」（戰鬥／逃跑），我們會不斷進入焦慮不安的求生模式，其症狀之一就是「失眠、淺眠、睡眠問題」。

第六脈輪－喉輪身體印記常見症狀

● 偏頭痛、神經性抽痛、女性生理期頭痛

任何身體的頭痛（含偏頭痛、神經性抽痛、女性生理期頭痛），皆來自現實生活中早有「令人頭痛的人物、事件、關係」（通常和內在小孩對母親的創傷投射有關），卻長期被我們刻意忽視、迴避、不願面對與處理，代表背後有著自己「不願也不敢觸碰的心痛」（內在小孩對母親的情緒感受）。於是身體必須幫我們承接，將我們所「迴避的心痛」累積成「肉體的頭痛」，而身體會再以「頭痛的頻率」主導我們繼續創造出「外在令人感到頭痛的人、事、物、境」（不斷重複內在小孩的兒時印記）……。

於是很多人的慣性頭痛幾乎無法舒緩，因為那不是純

生理問題，是潛意識的自保機制：「頭痛愈嚴重，切斷迴避愈久，且已到達面對懸崖卻仍漠視的程度」。女性好發在生理期間的頭痛症狀和第二脈輪賀爾蒙分泌有關，同樣直接連結內在與母親的關係及自己對女性身分的自我價值感。

以上都請在身體覺察的過程中，帶著理解去陪伴頭痛的身體感受，讓背後被掩埋的心痛凍結能隨之浮現，並被一一釋放。

● **經常頭暈、方向感不好、認路困難**

脈輪 2-4-6 對應，在第六脈輪經常感到頭暈的人，第四脈輪的心肺功能都欠佳、呼吸很短淺，導致腦部常態性缺氧（第四脈輪的根源是第二脈輪），同時也會連動到第五脈輪肩膀對應的「自我負責的能力」。

這也與「生命的方向感」有關，當我們不願（不敢）觸碰兒時印記的凍結，選擇迴避自己的內在情緒、外在責任、人生際遇……就會對自己的處境保持「裝傻、迷糊、狀況外」，讓自己陷於「暈頭轉向、搞不清楚方向」的狀態，這也使身體形成相對應的「頭暈症狀」。這也會顯現在日常生活中對自己所在的環境位置、路況方位呈現出同樣的「搞不清楚方向、認路困難、無法辨別當下所在之處」的狀態。

● **近視／遠視／閃光、青光眼、老花眼、白內障……**

當我們只憑藉肉體眼睛在主導人生，會非常容易陷入身體印記的「複製貼上」：沉迷內在創傷信念投射在外的故事情節，認同自己身在其中的「受害身分」。這將使第六脈輪的能量不斷瘀塞凍結，導致肉體眼睛的退化，形成

各種與眼睛相關的症狀疾病。

● 眼睛乾、癢、發炎、發黃

先是對應第三脈輪左脾胃的吞忍壓抑，爾後引發右肝膽的自我憤怒（對逃避面對情緒真相的自己憤怒），內在過燥的右肝火便會引發眼睛發癢、發炎、發黃的相關症狀。

● 鼻子過敏

內在都有因「無法接納本然的自己」而形成的完美主義，無論是透過外在行動去積極追求更好的自己，或是消極的在心中以貶低的眼光看待自己，內心都對自己充斥著挑剔與不滿意。

身體能量是 2-4-6 脈輪對應，當我們對自己的極不接納而延伸出「永遠追不到的完美主義」，就會影響第四脈

輪「擁有的能力：心肺功能、呼吸系統」。

第四脈輪「好好呼吸（空氣）」象徵「無條件擁有（豐盛）」的配得感，當我們對自己有諸多的不滿、挑剔，甚至是對「不完美的自己」有厭惡的感受，那第六脈輪的鼻腔就會因應這份內在狀態產生「鼻子過敏」的症狀，目的是為了「不讓不完美的自己輕易透過鼻腔享有空氣」，因為「不夠完美的自己不配輕易擁有（呼吸／活著）」……。這個根源是第二脈輪「內在小孩與母親的關係」，來自母親經常讓孩子感到「自己不夠好」的兒時印記，建議每天利用二四脈輪的身心覺察為自己進行深度自我療癒。

● **鼻竇炎、鼻瘜肉**

這是延伸自「鼻子過敏／完美主義」的身體印記，當我們基於潛意識內在小孩對愛的匱乏感而努力追求成為更

好的自己，卻不斷在外境中複製著「無論再怎麼努力／再怎麼好都得不到想要的愛」的兒時印記時，內在小孩會從「藉由追求完美證明自己有被愛資格」的動力，轉為加劇「無論如何我都不配得愛」的創傷感受，便會進一步的生出「自我毀滅」的身心印記。

鼻竇炎是內在小孩對「永遠無法完美的自己」的深層憤怒。鼻瘜肉是內在小孩對「不完美的自己＝沒有被愛資格的自己」的憎恨感（絕望感），使潛意識加深「自我毀滅」的身體印記：阻擋呼吸的鼻瘜肉＝不夠好的自己不配活著。

● **鼻塞、流鼻水**

眼耳鼻是相通的，經常流鼻水的人內心總是抗拒悲傷、脆弱、受傷的自己，習慣保持理性，避免因為情緒感受而流淚，無處疏通的情緒淚水便會以「流鼻水」的方式排出。

有些人如果常流鼻水，卻自認自己是能允許情緒流動的人，他們很可能只是藉由「不會直接觸碰內心」的外在投射（例如影劇、小說，或是他人的境遇）來引發情緒觸動，這與直面自己的內在感受無關，屬於更巧妙的「避免面對自己」而另尋宣洩的「投射性出口」。

● 耳鳴

屬「忠言逆耳」的固執，不願「聽見真相」（聆聽內在小孩），幾乎源於原生家庭經常發生父母爭吵、父母對自己的情緒性辱罵，或曾聽聞家中難以消化的惡耗……等等的兒時印記；耳塞與鼻塞同理，耳炎與鼻竇炎同源，耳水不平衡與頭暈症狀的內在因素相同。

● 睡眠問題（失眠、淺眠、多夢）

任何睡眠問題都與逃避內在真相有關，說明自己極度執著外在的故事、過去的發生、人生的困苦，才會抗拒進入潛意識的生命真相，因為這需要先承認自己過去所執著的人生故事、自我身分是假的／虛幻的／不存在的，這會直接考驗每人最深處的小我意識。

深度睡眠會讓我們每人得以「放掉頭腦表意識（謊言）」，進入到「深層的潛意識（真相）」。然而每一次的深度睡眠對小我都是一場「假死狀態」，那意味著我們失去了身分、失去了執著、失去了自我、失去了物質世界的所有一切認同……也就是說我們「失去了幻相」，這對小我而言等於「灰飛煙滅」。

同步加強覺察

◎身心覺察是身心靈完整對應的系統，身體印記為 2-4-6-7 脈輪對應，彼此環環相扣、相互影響，建議同步加強覺察。

◎身體左半邊屬陰性能量，對應與母親的關係：第六脈輪左半邊臉眼耳鼻症狀較多的人，可深入與母親的關係覺察，並檢視自己通常是以何種方式面對「脆弱的情緒感受」（如悲傷、膽怯、害怕）。表達模式與母親有多少相似或相反之處？

◎身體右半邊屬陰性能量，對應與父親的關係：第六脈輪右半邊臉眼耳鼻症狀較多的人，可深入與父親的關係覺察，並檢視自己通常是以何種方式面對「憤怒的情緒感受」（如暴躁、憤慨、怨懟）。表達模式與父親有多少

相似或相反之處？

對應第六脈輪喉輪身體印記的澳洲花晶

● **對應失衡一：**

6 號花晶、意識轉化、財運之星、靈性修護、情緒修護、
光子眼部精華

口服花晶原動力、創造力、磁波防禦、彩虹揚昇

　　將深入自己一直以來不敢面對的自我失敗、內在挫
折、羞愧羞辱的感受，釋放前所未有的陽性力量，協助
自己平衡長期被陷入弱化的陰性能量，洞悉眼前、聚焦
真相、活出真實本然的你。

● **對應失衡二：**

5 號花晶、6 號花晶、意識轉化、靈性修護、心靈修護、光子眼部精華

口服花晶大地之母、豐富力、創造力、神聖轉化、彩虹揚昇

　　將會軟化過去因生存恐懼而起的頑固偏執、傲慢抗拒，向生命大我呈現交托與臣服，將在自我關係、人際關係，與親密關係中發展出前所未有的和諧、親密、幸福的感受。

釋放身體印記的生命轉化

● 命盤總數為 6，或數字命盤中有多個 6，或數字命盤中缺乏 6（物極必反），都是先天身體命盤中第六脈輪－眉心輪身體印記較明顯的人。

透過身心覺察釋放第六脈輪的身體印記，補充對應眉心輪的身心能量，將會釋放身體印記、療癒兒時創傷，發生以下生命轉化：

● 原本第六脈輪－眉心輪失衡一的人：

你們會從身體的感知將自己從對外的追尋，轉而向內深入自己的情緒感受，釋放前所未有的陽性力量，平衡長期弱化的陰性能量，具有看清一切的雪亮心眼，溫柔的凝視自己與他人的真相。

● 原本第六脈輪－眉心輪失衡二的人：

從身體打破自我傷害的完美主義，允許深層的脆弱情感流動，軟化過去為求生存而必須挑剔自我、追求更好的偏執。你的心靈之眼會帶你看見自己。

● **身體正向特質：**

神經系統平衡、睡眠品質改善、視力改善、聽力上升、鼻腔暢通、臉肌細緻透亮。

● **情緒正向特質：**

直覺靈感增強，理性感性平衡，自我覺察能力提升，善解人意，對別人的痛苦感同身受，具備敏銳的洞察眼光和審美能力，容易發現事物的缺陷或不夠美好的細節。

● **關係正向特質：**

喜歡照顧身邊的人，擅長禮尚往來，先天就喜歡照顧別人，願意傾聽別人的心事，十分注重人情，總是會義不容辭的伸出手提供幫助。

七、命盤總數之身體印記 7

　　數字 7 的能量對應第七脈輪的正負兩極（理性與感性）：天生冷靜沉著，喜怒不易形於色；擅於分析探究，樂於追求新知，讓他們容易在群體中擔任共享知識、傳授知識的學習夥伴。

　　命盤總數為 7，或數字命盤中有多個 7，或數字命盤中缺乏 7（物極必反）都易在**第七脈輪－頂輪**儲存相關的身體印記，發展出相符的命運軌跡。

常見失衡一：
失衡的陰性能量、過度的失控感知

失衡一的人會明顯集結全脈輪的陰性失衡，集結一到六脈輪的身體陰性症狀，尤其容易發生身體左半邊的失衡，並常常感到「頭重腳輕」（第七脈輪想多第一脈輪做少）。對應原生家庭的母親課題，也反映自己對陽性能量的壓抑，害怕展現自己；容易被內在偏差錯亂的感性感知掩蓋事實，易產生被害妄想或不被愛妄想的精神分裂者。

　　失衡一的人也易陷入自怨自艾的情境，創造自己必須委屈求全的關係，或是需要隱忍不公的環境；對身心靈療癒容易有「基於創傷投射的自我預期」，對靈性成長也容易有「華而不實的虛幻想像」；以上都讓他們容易發生以自我療癒、學習靈性之名，行「逃避現實、合理化創傷幻想」的之實。

常見失衡二：
失衡的陽性能量、過度的冷漠理性

　　失衡二的人身體右半邊較易有症狀（過度發展陽剛能量），容易只相信過去已發生的經驗，而不相信當下的真相或自己的直覺，執著看得見摸得著的數據，常不自覺的切斷情緒感知。源於兒時經常遭受情感需求上的失落與挫敗，致潛意識內在小孩選擇冰封柔性情緒的流動，便一併將原有的感性特質也阻斷凍結，因此也易發生第六脈輪的鼻子過敏問題。

　　失衡二的人也易有第三脈輪右肝膽及第五脈輪頸椎與氣管等症狀，比起聽從內在的靈感指引，他們更堅持要看得見摸得著的數據證明；使自己易活在屬於「有限、已知、過去、宿命」的循環。也因過度害怕失控與失序，易對人

事心懷猜疑，潛意識相當害怕被背叛、被欺騙，所以表現出不信任他人，但源頭是對自己的不信任。

對應第七脈輪－頂輪的身體印記

1. 整個頭皮、髮際線、頭髮狀態

第七脈輪與第一脈輪相連，第一脈輪的腎氣連動心臟的循血能力，直接影響身體的氣血循環，因此任何頭髮及頭皮問題，皆與第一脈輪與第三脈輪有關（脈輪 1-3 對應）。

第七脈輪－頂輪身體印記常見症狀

● 白髮

脈輪是 1-7 對應，當第七脈輪出現白髮，通常是第一脈輪的腎氣不足，使毛髮指甲等需要鈣質滋養的蛋白質組織缺少應有的營養，因而發生脆弱退化等情形，因此白髮、營養性原因的落髮、指甲脆弱易裂……等，都和第一脈輪的腎氣與心臟的心血循環有關。

第一脈輪對應原生家庭的兒時支持感與生存安全感，若有腎氣不足導致的身體狀態，都是反映出腎臟儲存過多「沒有被生命根基（父母）支持」的內在匱乏與生存恐懼，致使腎氣不足（氣虛），影響心臟血循（血弱）。

● **頭皮易乾易癢、過多的頭皮屑**

頭皮連結著第六脈輪的臉部肌膚（小我完美主義），當第七脈輪有過多的頭皮屑：反映出第四脈輪的自我接納課題（呼吸不順影響細胞含氧量與飽水度低），延伸第六

脈輪的臉部肌膚（小我自我挑剔的完美主義、內在過敏），就會在第七脈輪產生過多負面的紛亂思想（造成皮脂失調的過乾皮屑），這同時也會影響第一脈輪消極的想多做少或帶著恐懼的失衡行動。

● 頭皮經常出油、敏感發炎、長膿皰

第一脈輪與第七脈輪相連，脈輪又同時 1-3 對應，當第三脈輪右肝膽儲存過多自我憤怒的內火，便會影響排毒系統的平衡，造成身體毒素物質堆積，便需要透過皮膚系統排出，因此使頭皮的油脂分泌失調、發生「經常出油、敏感發炎、長膿皰」等頭皮狀況。

以上頭皮症狀反映出對自己有著深度自卑不滿的憤怒情緒，經常產生「自我懷疑、鑽牛角尖、對號入座」的思想模式，容易在第一脈輪有消極式的不敢行動，及焦慮慌

張的亂行動。

● 頭髮的髮質過度粗糙堅硬

脈輪是 1-7 對應，當第七脈輪的髮質過度堅硬粗糙，對應全身骨骼、關節、與肌肉也偏僵硬；第一脈輪的骨骼架構反映內在信念系統，對應第七脈輪有著難以被已察覺的僵固思維、過度理性防禦、對人對事容易質疑與批判。

● 第六七脈輪的頭痛、頭暈

任何身體的頭痛（含偏頭痛、神經性抽痛、女性生理期頭痛）皆來自現實生活中早有「令人頭痛的人物、事件、關係」，代表背後有著自己「不願深入也不敢觸碰的心痛」，通常和內在小孩對母親的創傷凍結直接有關。

所以很多人的慣性頭痛幾乎無法舒解，因為那不是純

粹的生理問題，完全是是潛意識的自保機制：「頭痛問題愈嚴重，代表迴避早已存在的心痛愈久」。

正因內在凍結長期被頭腦表意識刻意忽視、迴避、沒有面對與處理，所以身體只能不斷幫我們承接，將我們長期迴避的心痛，累積成肉體的頭痛；我們再帶著「表面頭痛、實則心痛」的低頻率，持續吸引來「繼續令自己感到頭痛」的人、事、物、境……以此不斷重複內在小孩對母親的仍未化解的創傷凍結。

經常頭痛的人，習慣用過度理性逃離觸碰真實的情感連結；經常頭暈的人，習慣用過度感性模糊正確的事實真相。

同步加強覺察

◎身心覺察是身心靈完整對應的系統，身體印記為 2-4-6-7 脈輪對應，彼此環環相扣、相互影響，建議同步加強覺察。

◎身體左半邊屬陰性能量，對應與母親的關係：第七脈輪左半頭部症狀較多的人，可深入與母親的關係覺察，並檢視自己的理性與感性及面對現實的能力？與母親的模式有多少相似或相反之處？你身為孩子對母親的模式又有哪些情緒感受？

◎身體右半邊屬陰性能量，對應與父親的關係：第七脈輪右半頭部症狀較多的人，可深入與父親的關係覺察，並檢視自己自己的理性與感性及面對現實的能力？與父親的模式有多少相似或相反之處？你身為孩子對父親的模

式又有哪些情緒感受？

對應第七脈輪－頂輪身體印記的澳洲花晶

● **對應失衡一：**

7 號花晶、意識轉化、靈性修護、純淨極光

口服花晶原動力、創造力、理性與感性、彩虹揚昇

　　將能深入第二脈輪與母親的關係，連結兒時不被支持發展的自我力量（重溫脈輪 1-3-5 的身心對應）將能激活內在陽性的正向特質，實現外在物質的豐碩創造。

● **對應失衡二：**

7 號花晶、意識轉化、靈性修護、心靈修護

口服花晶理性與感性、關係花園、親密情、神聖轉化

將能釋放兒時記憶中渴望被聆聽、關愛，卻不斷經驗到冷落及失望的情緒感受，將能開始改變過度理性的自我阻斷，及對生命大我的關閉拒絕，能逐漸從第五脈輪的靈性對應（臣服的力量）來到第七脈輪的靈性與物質的平衡。

釋放身體印記的生命轉化

● 命盤總數為7，或數字命盤中有多個7，或數字命盤中缺乏7（物極必反），都是先天身體命盤中第七脈輪－頂輪身體印記較明顯的人。

透過身心覺察釋放第七脈輪的身體印記，補充對應頂輪的身心能量，將會釋放身體印記、療癒兒時創傷，發生以下生命轉化：

● **原本第七脈輪－頂輪失衡一的人：**

　　你們第七脈輪的能量平衡，頭部會放鬆輕盈，平衡光想不做的行動力，你能保有適合感性的同理、交流、互信，開放恰如其分的情感連結，也能理性的評估、思考、分析；當邏輯組織能力提升，你能聰明智性、適當又準確的提出抉擇建議。當你們允許豐盛意識的直覺引領，能平衡適當的陰能，發展出足夠的陽力，可柔可剛，可進可退，使生命充滿活力彈性。

● **原本第七脈輪－頂輪失衡二的人：**

　　你們能從身體的感知連結內在心靈，釋放兒時記憶中渴望被聆聽、關愛，卻不斷經驗到冷落及失望的情緒感受。睡眠品質會明顯改善，開始改變過度理性的自我阻斷，開放對生命大我的引領。當各脈輪的陰陽能量在第七脈輪交

融聚合，使你外在理性特質與內在感性合作無間，助你在任何場合所面對的各種關係都可以自在自怡的融入其中，享受享有。

八、命盤總數之身體印記 8

數字 8 的能量對應第二四六脈輪的正負兩極（物極必反的強陽弱陰）：外顯成功欲望的企圖心，很清楚目標所求，不會含糊將就；會為獲成果而會努力奮鬥，同時持強扶弱，顧全大局，容易成為群體中的標竿人物。

命盤總數為 8，或數字命盤中有多個 8，或數字命盤中缺乏 8（物極必反）都易在**第二四六脈輪－陰性能量中心**儲存相關的身體印記，發展出相符的命運軌跡。

常見失衡一：
只求安逸、依附依賴、放低自我

失衡一的人從小少被讚賞肯定，常被在意的長輩譏笑諷刺，讓他們兒時對愛的體驗與所得物質充滿匱乏感受，長大後身體陽性能量較不凝聚，第一脈輪處於失衡一與失衡二之一（消極不行動或瞎忙亂行動）、第三五七脈輪常處失衡一（感性吞忍壓抑）；身體陰性能量較外顯糾結，第二四六脈輪常處失衡二（內隱軟性自貶）。

由於失衡一的人幼年時期對愛與物質的經驗較無安全感、滿足感，第一脈輪下肢力量較弱、行動力較不足夠；第二脈輪下腹較水腫鬆軟，成年後對人生自我實踐的欲望較不高遠；第三脈輪上腹易胃酸過多，意志力較薄弱；第四脈輪雙手易酸軟無力，無論是否有功成名就的渴求都不是以廣大共好設定榮景目標；第五脈輪口腔易有結石，表達欠缺力量；第六脈輪眼睛易酸澀，偏向眼前短利的得失心；第七脈輪易頭暈，在工作與金錢的創造上發揮性較小。

常見失衡二：
物極必反、揚陽貶陰、威權掌控

　　失衡二的人集各大脈輪陰性能量印記於身，無論男女性別皆易發生物極必反的揚陽貶陰。其中女性表意識尤其容易為維護權益而與陽競爭，潛意識實則重男輕女（視女性身分為弱，心中渴望與男性之姿一爭高下）。

　　源於失衡二的人從小對母親的印象多為勞苦犧牲、委屈脆弱，內心渴望自己能夠強大茁壯，保護軟弱的母親，同時潛意識又因自責幼年的自己無法幫助母親，而在心靈深處對軟弱可欺的母親生出反向的不滿……這些濃稠的情緒糾結會被投射在外，使他們一邊成為努力不懈、發憤圖強、遇強愈強的求成者（想拯救兒時記憶中的母親），同時對脆弱無能、陷於苦境的人較難同理（身為孩子對軟弱

母親的不滿）。

　　失衡二的人因對母親的情感連結，易對父親投射取代之心，也會不自覺的對男性（心中對父親的投射）充滿自我證明、排擠的欲望，讓失衡二的人對工作展現、金錢追求、外在成就非常看重。長期散發陽力競爭的狀態，讓身體的 1-3-5-7 陽性能量區（腿部、肝膽、肩頸、喉嚨、口齒、頭部）易有能量透支導致失衡的症狀，身體的 2-4-6 陰性能量區（下腹泌尿、胸口乳房、心肺免疫、眼鼻臉神經）也易因能量欠缺而致功能弱化。

對應強陽弱陰的身體印記與常見症狀

　　腳趾變形、腳趾外翻、腳前跟死皮、腳後跟死皮

　　腳趾會不自覺的抓地、腎臟疾病、下肢容易瘀青

下肢不明瘀血、骨骼歪斜、便祕痔瘡、下體發炎

消化不良、胃潰瘍、脾胰肝炎

皮膚過敏發炎、腎上腺素失調

容易蛀牙、喉嚨發炎、氣管炎

扁桃腺發炎、頸椎症狀、甲狀腺失調

眼睛痛、頭痛、失眠、過多頭皮屑

頭皮經常出油敏感發炎、長膿皰

頭髮的髮質過度粗糙堅硬、白髮

同步加強覺察

◎身心覺察是身心靈完整對應的系統，身體印記為 2-4-6

陰性脈輪能量對應，物極必反將影響 1-3-5-7 陽性脈輪能量失衡，彼此環環相扣、相互影響，建議同步加強覺察。

對應強陽弱陰身體印記的澳洲花晶

● **對應 2-4-6 失衡一：**

1 號花晶、3 號花晶、5 號花晶、7 號花晶、財運之星、火彩油

口服花晶原動力、創造力、豐富力、能量

　　將能提升內外的陽性能量，使原有的陰性自我滋養受傷無光的內在陽性。物質與情感的豐盛，從你的心真正成長獨立開始；你既可以融入也可以單獨，個人擴展必會無限開闊。

● 對應 2-4-6 失衡二：

2 號花晶、4 號花晶、6 號花晶、心靈修護、情緒修護、寶寶霜、愛的頻率

口服花晶大地之母、親密情、關係花園、理性與感性

　　將能平衡內陰外陽的能量，讓陰性自我得以展現。卸下陽力獨行的辛苦奮戰，重拾互助合作的愛的流動，明白剛柔並濟是每個人的生命實相，而你仍然綻放出成功光芒。

釋放身體印記的生命轉化

● 命盤總數為 8，或數字命盤中有多個 8，或數字命盤中缺乏 8（物極必反），都是先天身體命盤中陰性能量身體印記較明顯的人。

透過身心覺察釋放第二四六脈輪的身體印記，補充對應陰性脈輪的身心能量，將會釋放身體印記、療癒兒時創傷，發生以下生命轉化：

● 原本內陰外陽失衡一的人：

身體會讓你領悟自己的存在價值，你不必害怕依附、擔憂生存，你可以從身體開展陽性能量，用第一脈輪勇敢邁步前進、用第三脈輪自信地外放自我、用第五脈輪的力量表達自己的心聲意想與主張。當你的內在陰性被正向陽力支持，你能獨立自主、信任自己、擔當負責，也能繼續感知細膩、關係緊密、與人締交；而你將清楚自己的真實所望、有明確的理想目標，並且願意以身力行，前往實踐。你會活出從前未曾夢想過，但卻自然而然驚艷自己與他人的格局。

● 原本內陰外陽失衡二的人：

　　身體會讓你平衡先天陰能而被強化的陽性特質，你是融合最高陰性能量之體，使你不易發生苦苦犧牲、委屈放低的劇碼；當你從內陰外陽來到陰陽平衡，你能用第二脈輪轉化與母親的關係、用第四脈輪真實的接納與愛自己、用第六脈輪溫和而有力的洞察自己……。你能將天生內建的柔性之愛照護到自己的身心，既剛毅又柔軟，可耀武可謙退。你滿溢而出的陰性之愛、自動支持自己、修護別人的生命，你無可避免地成為眾人仰望的代表，就如大地母親一般受人尊敬與愛戴。

九、命盤總數之身體印記 9

數字 9 的能量對應第一三五七脈輪的正負兩極（物極必反的強陰弱陽）：天生想像力豐富、興趣多元、喜歡服務他人；天真浪漫的生活態度、重視心靈層次，易在群體中廣結人緣、受人愛戴。

命盤總數為 9，或數字命盤中有多個 9，或數字命盤中缺乏 9（物極必反）都易在**第一三五七脈輪－陽性能量中心**儲存相關的身體印記，發展出相符的命運軌跡。

常見失衡一：
唯利主義、同理心低、只進不出

失衡一的人兒時在原生家庭的信念為「自利是生存之道，除了自己沒有人可信靠」，可能來自父母或照顧者的灌輸，或是自己直接從大人身上接收到的創傷感受。由於從小對生存恐懼的籠罩，使他們成年後有著強烈的陽性欲望，渴望創造成就保障自我生存，也同時受到童年時期原生家庭的匱乏感受牽制，使陽性欲望不易擴張、如實展現，常發展出不如預期的較小格局，讓他們總感心中鬱悶、有志難伸，容易為求證明自己而貿然行動、橫衝直撞。

　　失衡一的人內藏陽性欲望難以發展，會被累積在體內、干擾陰性能量的身體範圍：第二脈輪生殖婦科泌尿問題（群體意識較弱）、第四脈輪心肺乳房免疫系統問題（易為眼前個人利益妥協）、第六脈輪眼耳鼻臉部與神經問題（對與人共好的認同感低）。

常見失衡二：
物極必反的陽能、意志不堅、易被掌控

　　失衡二的人集各大脈輪陽性能量印記於身，無論男女性別都易發生物極必反的弱化陽能。當陽性能量被弱化，容易呈現陰性失衡的狀態：思緒過多、忍不言、情感糾結、放棄權益、息事寧人……。源於失衡二的人從小性格偏向溫和，卻反須面對強權父母的掌控對待，讓他們容易對自我界限感薄弱，使身體易有骨骼皮膚的問題。

　　失衡二的人在潛意識中對父性的渴望極深，無論是活出父親的面貌，或努力追逐父親會讚許的樣貌，都是他們無意識中想實現的目標；然而天生物極必反的陽性抑制，使他們總是反向發展出陰性失衡的樣貌，讓他們總感心有餘而力不足、夢想落空。

失衡二的人因長期陰陽分裂的積累，讓身心難以諧同合作，他們常因身體所能承載的陽力不足而流失錯過內在陰性的直覺靈感；使身體的 2-4-6 脈輪陰性能量區（下腹腸道、心臟肺部、臉部五官、身體皮膚）易有能量透支導致失衡的症狀，身體的 1-3-5-7 陽性能量區（腿部、肝膽、肩頸、喉嚨、口齒、頭部）也易因能量欠缺而致功能弱化。

對應強陰弱陽的身體印記與常見症狀

　　婦科症狀與病症、經量過多或過少

　　生理疼痛、子宮肌瘤、巧克力囊腫

　　雙手不適或受傷疼痛、腋下淋巴堵塞

　　女性乳房相關症狀或疾病、免疫系統失調

　　心肺呼吸短淺缺氧、皮膚乾燥

偏頭痛、神經性抽痛

女性生理期頭痛、經常頭暈

頭皮易乾癢、方向感不好

認路困難、近視／遠視／閃光

眼睛乾、癢、發炎、發黃

鼻過敏、鼻竇炎、鼻瘜肉、鼻塞

耳鳴、睡眠問題（失眠、淺眠、多夢）

同步加強覺察

◎身心覺察是身心靈完整對應的系統，身體印記為 1-3-5-7
陽性脈輪能量對應，物極必反將影響 2-4-6 陰性脈輪能
量失衡，彼此環環相扣、相互影響，建議同步加強覺察。

對應內陽外陰身體印記的澳洲花晶

● 對應 1-3-5-7 失衡一：

2 號花晶、4 號花晶、6 號花晶、7 號花晶、心靈修護、愛的彩油

口服花晶原動力、豐富力、創造力、關係花園、叛逆心

　　將能提升內外的陰性能量，讓陽性自我擁有力量。讓成功不再只是你因生存恐懼而追逐不停的泡影。擴大自己對一時短利的渴望，成為自我實現的生命價值，你會擁有更大的成功成就。

● 對應 1-3-5-7 失衡二：

1 號花晶、3 號花晶、5 號花晶、7 號花晶、財運之星、純淨極光、富裕彩油

口服花晶原動力、豐富力、創造力、專注力、能量、理性與感性

　　將能平衡內陽外陰的能量，讓陽性自我得以展現。你的願景與夢想可以被身體實踐成真，你的天馬行空不再只是白日夢，會化為可被付諸實行的靈感創意，而你將實現自己不曾想像到的更高願景。

釋放身體印記的生命轉化

● 命盤總數為9，或數字命盤中有多個9，或數字命盤中缺乏9（物極必反），都是先天身體命盤中陽性能量身體印記較明顯的人。

　　透過身心覺察釋放陽性脈輪的身體印記，補充對應陽性脈輪的身心能量，將會釋放身體印記、療癒兒時創傷，

發生以下生命轉化：

● 原本內陽外陰失衡一的人：

你從身體領略自己的生命價值，不再以貪生抓取的心侷限自己，身體會帶你平衡發動正向的陽性能量：用第二脈輪輸出蘊藏潛力、用第四脈輪為群體共好、用第六脈輪洞察更宏觀的格局，顯化你本就存有的輝煌成果。被陰性能量支持的陽力展現，使你明白陽性的至高特質是守護世界的能量；你已不在自我證明的層次，不因得失定義自我，你願意在豐盛法則中接收並分享所得。

● 原本內陽外陰失衡二的人：

身體會讓你因先天陽能而被過度強化的陰性特質受到滋養的力量，助你發揮本所具有的強大陽性之光。你天生

具足最高陽能之體，使你不易發生獨裁侵略、自私佔有的失衡；當你從內陽外陰來到陰陽相合，你能用第一脈輪實現多元豐富的理想、用第三脈輪持續創新展現自己的風格、用第五脈輪傳遞理念影響眾人、用第七脈輪的理性組織運行靈感創意。你運用自己的能力打造集體共存共好的世界，身在其中的人們會受到來自於你的感染，自願加入你的理想願景的行列。

十、被冤親債主找上門、 討債了，怎麼辦？

用身心覺察解密靈異傳說之冤親債主

你聽過「冤親債主」嗎？每當你聽到「冤親債主」時，會聯想到什麼呢？

是禍害壞事？是金錢不順？

是感情破裂？是身體病痛？

你感受到的是恐懼害怕嗎？

你會不會覺得內疚心虛呢？

你曾被這個詞彙干擾過嗎？

你對這詞彙做過什麼彌補？

是需要法會、超渡、拜拜、捐錢⋯⋯好消災解厄嗎？

所謂的冤親債主，是人人都有？還是只有某些人才有的呢？為何某些人似乎深受其擾，所遇問題被歸因於此，卻不是所有人都與之同感，為其所擾呢？有些說法是「冤親還沒上門」，或發生惡事便被勸說「就當還債吧」⋯⋯每人對冤親債主的說法都不同，哪個才是冤親債主的真相呢？

你敢不敢相信，其實看不見摸不著的冤親債主就是你自己？

你的內在小孩就是你的冤親債主。

療癒內在小孩就是超渡冤親債主。

身體是顯化的潛意識、看得見的內在小孩、摸得著的

業果總體、傳承至今的祖先意識，以上全部都在身體中，簡稱「身體印記」。

身體印記是所有創傷印記的總和，也是一個人業力的總和。當我們對身體沒有覺察的能力，會不由自主地被身體印記主導，自動化產生思言行：以業力複製業力。我們若對身體沒有覺察能力，就會被身體印記自動化導航，被身體主導著思言行而不自知（無明）。

沒被覺察的身體印記可以幻化成各種千奇百怪的故事版本：

原生家庭中的兒時創傷、

愛情婚姻裡的情感創傷、

金錢財富上的匱乏創傷、

孩子關係中的親子創傷、

身體層面的症狀與疾病、

內在情緒的憂鬱或抑鬱、

能量氣場上的受損干擾……

以上人生的痛苦、命運的不順，都有可能被我們在無明中被歸咎為「是冤親債主來討債」的證明。當我們不了解身體，必然不了解潛意識內在小孩，也不會真正了解人生失衡的根源，於是在我們從身體對自己進行抽絲剝繭的覺察療癒前，通常只有兩條路：

1. 扮演無辜無奈的受害者 ➡ 活在業力輪迴的宿命中，卻聲稱還債消業，並苦得情有可原。

2. 理直氣壯地成為加害者 ➡ 被身體印記支配，以業力複製業力，互相追討又相欠債的循環。

有些人對發生在自己人生中的失衡狀態感到痛苦，但由於對身體與自己一無所知，對自己的人生也會毫無覺知；久而久之，便容易將週而復始的負面模式，牽連成「是外面的因緣在亂」 ➡ 「是冤親債主在找我麻煩、是祖先在對我作祟、是外靈在干擾我＝不是我的問題＝我是無辜的受害者」；或用此說法說服自己，「我的受苦是在還債，不是我有問題。我的不幸是有理由的，不是我自己錯了」。

　　當我們對身體不夠了解，甚少能在遇事不順、流年低迷時，覺知到是自己長期的起心動念與無明言行所致，大多會認為所遇不順與困難來自外在的人事物境，並想要向外找尋解決方法。若有週而復始的重複性質事件，或巨大到足以讓人難以承擔的事，可能因此被引導到「冤親債主」的說法。

然而，並非指那些感官意象不存在，畢竟對有些人而言它們是如此真實，但無論是看見什麼或聽見什麼，冤親債主都只有一個：就是你自己。

身體覺察是養兵千日、用在一時，那個「一時」就是當內在小孩的嘶吼聲上來，情緒慣性又起來，我們都彷彿像是「被冤親債主找上門！」人們在無明中會賦予那些外力不同的稱呼，但事實上都只是同一件事：你的內在小孩（待化解的情緒能量）就是你的冤親債主（或你的祖先、你的業力、卡住你的靈體）。好好覺察身體，從身體覺察自己，就是在超渡冤親（自己）、超渡祖先（自己）、引渡靈體。

十一、有靈異體質，
常受到外靈干擾，怎麼辦？

身心覺察破解靈異體質傳說

你是「靈異體質」嗎？你曾經「卡到陰」，被外在靈體干擾嗎？你每逢磁場異動就感到身體欠佳、精神不濟、諸事不順嗎？你是否深怕自己一不小心就誤觸鬼神禁忌，招惹靈擾呢？你有沒有因此曾經迷失自我，盲目信奉呢？

外在世界是內在心靈的顯化，我們無形的信念、情緒、想法，透過有形的身體散發無形的頻率，與宇宙能量場相互共振，吸引來與創造出與之匹配的人事物境。當身體與

潛意識仍然儲存過往的創傷能量，也會持續吸引來與創造出和過往高度相似的經歷，直到我們從中發現，並有意識的回到身體，從身體覺察釋放被儲存的創傷能量，進而改變散發出來的能量頻率，個人的命運模式便會同步改變，不再重複過往相同的創傷印記。

但是，如果有形的外在實相是無形的內在心靈顯化，那麼看似無形的靈異現象、神鬼顯靈、靈性體驗、神祕經驗……又是怎麼一回事呢？

身體是通往心靈的門，所謂的靈異或感應的超自然體驗是人人共有的能力，一點也沒有「特殊性」。會想在其上加入「無法自己所為的原因」，背後都有相同的兒時創傷，有跡可循。以下用身心覺察分享關於靈異體質、靈擾現象、神祕體驗的原因。

1. 認為自己無可避免的被靈干擾、受困煩惱、身不由己地被外靈掌控……

他們天生在第二四六脈輪過度感性，身體的一三五七脈輪的陽力較弱。在原生家庭中的兒時經驗有著驚恐驚嚇的能量凍結，也許是父母或照顧者的情緒易失控、時常威嚇孩子、家中的紛擾多且強烈……以上都會在孩子的潛意識中醞釀出幾近恐怖的生存恐懼，感覺自己只能被可怕的外力支配、強迫。在孩子的幼小心靈世界裡，那些大人就如靈異故事中的外靈鬼魅：不知道他們為什麼要這樣嚇自己、不知道恐怖的事情什麼時候又會出現、不知道什麼時候的平安無事又會變成恐怖顫抖……。

巨大的生存恐懼感，讓他們從小就有身心分裂的創傷，並習慣藉由「想像」逃避現實的傷痛；與人相處上也

易被影響、被左右、被主導，很在意別人怎麼看自己，但更多的是他們自己在「想像」別人怎麼看自己。過度敏感的猜測，讓他們經常無中生有的疑神疑鬼，疑心妄想著「他們會不喜歡我的、他們會不接受我、我一定會被他們傷害」……。

萬法唯心造，這樣的心念投射就容易創造「無可避免的被靈干擾、受困煩惱、身不由己的被外靈掌控」的感官意象，容易用靈性說法合理化自己的內在問題或人生難題，受到權威無理的牽制，更甚成為盲目的信徒。他們被外靈所擾的「靈」是內在小孩看待世界的投射，延伸自童年時期的驚恐創傷。

2. 認為自己的靈擾或感應帶有特殊原因，例如為了幫助靈體解冤、是某靈的代言人，或是上天指派的任務……

他們先天身體的一三五七脈輪陽性能量較旺盛，渴望被看見與肯定，但在原生家庭中卻總是得到相反的體驗。也許因性別而備受忽視，不是被歡迎出生的孩子，被父母或兒時照顧者長期羞辱的否定及貶低……使他們在第二四六脈輪累積了許多憂傷的感性感知，反而使自己對內在的真實傷痛連結不深，以上是他們想在無形領域中發展出自我存在價值的關鍵因素。

當從小渴望被肯定，卻得到被忽視甚至貶低的創傷經驗，使他們在現實中也經常發生兒時不被看重的體驗，使內在小孩總有揮之不去的自卑創傷，但天生旺盛的陽性能量讓他們渴望展現於人、受人關注，這樣的身心分裂使他們容易朝向無形領域中尋求特殊價值，容易放大自己的受苦經歷，並相信自己的受苦是有其特殊原因，例如被賦使

命、助人擔業、為靈解冤……更甚者會進入「神化自己、操控他人」的狀態。想要藉此發展自己追求的「特殊能力」，成為一個「與眾不同的特別存在」。

如遇上以上所述類型的人，容易發生一拍即合的情境：內在創傷渴望被拯救的信徒 V.S 內在創傷渴望被認同的教主。

當我們與身體斷聯，連自己的真實感受、現實生活都逃避，就會開始製造各種被卡到、被干擾、被纏身的「感官意象」，並共振到利用人性的弱點欺騙威嚇的靈能權威，一起出演「你被卡到，他幫你解」、「你被干擾，他幫你擋」、「你不能活，他拯救你」的小我 V.S 小我戲碼。

以上用身心覺察分享關於靈異體質、苦於被靈擾、追逐靈能的兒時印記，當我們對身體沒有覺察，就會將人生

際遇及個人問題歸咎於靈性異世界，躲在一個「我無力改變且非我所願」的情境中，我們彷彿就不需負起責任面對自己的內在小孩；然而改變人生、改寫命運的機會也就白白流失，甚至吸引相振的失衡權威上演盲目信徒與偽神教主的故事。

然而這些看似玄奇百怪的故事，只是源於內在小孩對愛的創傷、對有形父母的挫折失落。我們都有著相同的生命課題及修煉的起點，凡事一切都是共有，沒有誰獨有，也沒有誰更優或劣於誰。「覺察」的奧妙就在於此，能夠深度擊破每個自己無法辨別的小我投射。從身體的覺察進入對自我的覺察，便不容易陷入兩極化的小我陷阱中了。

身心覺察能幫助我們深入兒時就已存在的羞愧感與無價值感：身體 1-2-3 脈輪是好好扎穩今生的根基、不再當

自我逃避的浮萍，4-5-6 脈輪是重整對自己與生命及靈性的正確認知，不再躲進小我自卑、自大的迷霧裡。

當我們從身體收回對靈性不實的想像與投射，就會有力量回到當下的現實生活，改變舊有的創傷模式，創造新的人生狀態，讓自己與他人關係圓滿，平衡靈性意識與物質現實。會開展與生俱來的力量，重啟心靈的敏銳慧見，不落入向外崇拜追尋的陷阱，用平等心協助他人，原有的靈性洞察將帶領超越物質生命的侷限經驗。

十二、前世業障太重，
導致今生不幸，有救嗎？

身心覺察破解前世業障傳說

你聽過前世因緣嗎？你曾經被賦予前世業力的說法嗎？當你遇見煩惱的事情，卻聽到是因前世的業力，你的心情感受是什麼呢？是恐懼、畏懼、感到不知所措呢？還是無辜、受害、覺得很倒楣？又或者反而讓你鬆一口氣，覺得幸好不是自己的問題？

每個人的今生命運，都是來自個體累生累世加減乘除後的業力總和，而所有的能量印記都在身體中了。當我們

還沒有靠近身體、從身體靠近自己，遇到瓶頸時仍將目光放在身體以外的地方找答案，就會對名為「業力」的傢伙感到恐懼又無力，因為業力彷彿是個無情的施刑者，只要現前都沒好事，擋也擋不住。於是很多人聽到「業力」會感到恐懼、壓力、無助，因為那是今生今世的自己不知道、不確定、無法掌控也不知如何改變的。

然而業力其實不足畏懼，我們應懼的是「無明」，因為所有業力都是自己的創化。因此消除業力的關鍵就是身體覺察。我們透過身心覺察去釋放印記中被凍結的能量，逐漸不必再在外境中重複著所有印記的重播輪迴。

對身體沒有覺察時，常見的誤區

1. 想靠宗教消業力

有些人會以宗教式的因果報應理論在合理化自己的痛苦，也有人是錯用新時代的靈性語言在神聖化自己所創造的受苦人生。可能口裡會說著「過去都已經過去了，自己已經寬恕了」，但心裡卻仍為過往故事有著記憶猶新的哀傷、憤怒、自憐。

2. 內在的道德制約

會因為內在的道德制約而表現出「我應該要放下，我應該要原諒，不要再有生氣委屈才是對的」，也或者是太嚮往能夠實現療癒後的生命轉化了，於是急於呈現「我已經沒事了，我放下了」的樣子。

3. 潛意識的阻斷

有人是因為潛意識的阻斷，對尚未化解的情緒感受變得冷漠、切斷、無感、失憶，使現實生活仍然不斷發生重

複性的受困模式，卻以為自己沒有需要深入療癒的部分。

4. 外在形式試圖消除業力

有些人也許會利用不同的外在形式試圖去「消除業力」，可能是法會、唸經、儀軌，或試圖以製造善業去抵消惡業（提醒：善惡業力同時存在，互不相抵）。

以上都是很常見的誤區，這也是為何不斷強調「身心覺察」的重要性，因為所有被我們自欺欺人的掩飾或被潛意識凍結的記憶，都會被身體誠實的保存著。通常懶得持續或不願持續身體覺察的人，對生命都有種不服氣又無奈的宿命感，他們真的很想改變，卻總是將目光放在自己以外的範圍，他們也許很努力的嘗試了各種機會，卻唯獨略過眼前最直接的途徑－持續靠近身體、覺察身體、連結身體。

很多人在探尋前世的過程中往往是「找到了那一個線索」，卻又馬上發現「下一個矛盾」，就這樣被困在時空的冤獄中輪轉著。但我們若在前世中找生命的答案，就像在找一個「早已不存在的兇手」來「為今生的自己負責」一樣，是徒勞無功的。我們真的不必去探尋任何前世，因為想在物質時空裡去搜尋源頭其實是白費力氣，那只是被複製貼上的時空長廊，沒有最初與最終，也沒有頭尾之分。

完整的身心覺察會是一段極為入骨的自我解析，會讓我們繞過頭腦的自作聰明、小我的自以為是，直入我們在潛意識中緊抓不放的無明信念，這時候的我們才會有對自己的人生真正負責的能力。當我們深入覺察身體就能最大程度的超越故事（不陷過去的已知／不追未來的未知），心的空間就愈大，將覺知帶回到當下的能力就更強。我們

在面對與他人一起共振破土而出的業果時，就會大幅減少內在的受害意識。

然而身心覺察不是讓我們「不落因果」，而是可以在了了分明中「不昧因果」。無論擁有再深刻的洞見或修行，物質世界的法則都是必然運行。過去所種業因、如今成熟業果仍需回歸返受，然而覺察會使我們親眼看清自我意識的創造過程與起因，我們才會真正心甘情願的面對已然成熟的業果。

這份「清醒的明白」，會讓我們不再如從前那般種下相同程度的業因，我們也會有足夠的內在智慧發揮正確的行動。當我們從「身體覺察」開始鍛鍊覺知，就有處於當下的能力，最大程度不陷落過去的印記能量裡。有些人會以身體的感受出現，有些人則是以內在的情緒浮現，這些

都是身體印記釋放的過程也是「業種現前」的時刻，當我們對身體有更多的了解，就會願意謙卑慈悲的陪伴這些過程。

我們在時空中的累生累世、世代祖輩的「故事總和」都在「身體」上：你就是你的祖先、你就是你的父母、你就是累生累世、你就是冤親債主。解鎖之鑰就在今生今世，此時此刻此身的你。

身心覺察與自我療癒所帶來的真實體會，使我們在面對身陷無明中受苦的人們也會有感同身受的理解，可以發自內心的溫柔回應與智慧協助，停止給出過往自己也缺乏覺知的創傷反應，不再輕易隨著業風飄動，能最大程度的停止以業力複製業力。

這就是「用身心覺察消融業力」，「用身心覺察改寫命運」，那聽起來很玄卻一點都不神祕的奧義。

十三、女性流產或墮胎，
被嬰靈作祟，怎麼辦？

用身心覺察揭開嬰靈傳說

妳是否聽說過流產墮胎的胎兒會變成嬰靈？會找上媽媽、纏著媽媽、干擾媽媽發生不幸？妳是否曾疑惑，懷孕是男女共創，但為什麼流產墮胎後的嬰靈傳說，都是女性受到侵擾？

「嬰靈傳說」的主要來源，是低頻的內在小孩創傷意識，組合成低頻的內在小孩集體意識，將自己對母愛的失落投射到集體女性身上，發展出各種框架制約予女性。在此需回到身體第二脈輪，深度覺察與療癒母親課題（建議

閱讀《全方位身心覺察自我療癒轉化生命》）。

　　沒有覺察能力的男女人類，都會迷失在小我病態的潛意識，對女性與母親產生以下創傷制約：

1. 女人不應有婚前性行為。小我的病態信念：當女人（媽媽）有前性行為，就難以確保肚中血脈的純正性。

2. 女人對性不應太放鬆享受。小我的病態信念：當女人（媽媽）對性敞開又享受，就有可能懷上別的血脈的孩子、生下別的競爭者（手足）了。

3. 女人不應太自由太有能力。小我的病態信念：女人（媽媽）如果太自由太有能力，就有可能不會好好待在家裡照顧家人（我）了。

4. 女人時間到了就該婚該生。小我的病態信念：如果決定人類能否出生的女性不願婚生，人類（小我）可能會滅亡或生下不健康的孩子。（對同性戀莫名嫌惡排斥的人們也是這份小我信念在作祟）

5. 各種女人懷孕時的禁忌。小我的病態信念：媽媽（神）就是要確保胎兒（小我）的出生（自己的存活），所以即便是任何人包含醫生也不可控不可知的懷孕過程，小我都毫不講理地認為「媽媽應該要想辦法為我的生存負責」。所以沒有覺察能力的人們，會帶著小我的恐懼，對懷孕中的女性延伸各種可笑又不便，甚至有害身心健康的限制。

6. 各種哺餵母乳的傳說。小我的病態信念：媽媽是掌握生殺大權的神，生了我就該確保我的生存安全，

理應奉獻物質性母愛（母乳），讓剛出生的「我」得到保障。重要的是，哺乳中的媽媽總是不會離「我」太遠、一定會待在「我」身邊。

7. 各種母愛真（應該）偉大的歌頌，為母就需強的標籤。小我的病態信念：母親既然像神一樣能掌握人類的生死（決定孩子的出生），就該符合我（小我）對神的想像與要求，她要強大到能做到神一般的事。所以在小我意識中的人們，會宣稱母愛都是與生俱來的，並會營造出「沒有天生母愛的媽媽或女性是有錯的、有問題的、是失職失責的……」。

以上僅是擷取一小部分內在小孩對母親、內在小我對女性的情緒勒索訂單，它們都有一個共同點，就是「限制女性的內在自由、外在行動」。

集體人類小我為防止女性隨意做出終止懷孕的決定，除了用道德制約女性，用傳統限制女性，也利用了每人天生共有的小我內疚感在綁架女性，於是創造出繪聲繪影的嬰靈之說，藉此勾動女性的內疚，干擾女性的心神，嚇阻女人不敢有懷孕的念頭，並對已經墮胎的女性下了一個報復性的詛咒制約。

一切都是小我創傷信念對女性（母親）綁架。嬰靈之說起於內在小孩將「女人墮胎＝殺掉小孩＝殺掉我」的恐懼及恨意，與自己原有的母親課題（及世代女性祖輩課題）混淆在一起，就投射出「墮胎的女人＝殺掉（不愛）孩子（自己）的媽媽」。

當我們對身體沒有覺察的能力，就不可能對小我有任何覺知。而對小我無覺知的代價，就是讓自己被困在大千

世界的顛倒妄想中：以業力複製業力，在低頻的集體意識（人間地獄）中流轉受苦。

而能量只能同頻共振，以訛傳訛的後果，就是讓更多一樣無覺知、無覺察、無力（不想）自我負責的女性對號入座，更甚產生相應的靈異幻相，使自己「好像看見了、聽見了、感受到了」嬰靈纏身的干擾，以此證實【小我說的是真的】＝【內在小孩對母親的創傷與控訴是應該的】＝【不必往內覺察、不必療癒自我、消災解厄唸經迴向即可】。

看到這裡，你是否對嬰靈傳說的背後真相恍然大悟呢？一起從身體療癒自己，成為內在小孩的內在父母，將傷己傷人的投射一一收回，就是你能為這世界送出至高善美的禮物了！

十四、教你正確認識與連結高我、高靈、靈性！

用身心覺察破除高我、大我、靈性體驗的迷思

有些人對靈性體驗又驚又喜，發生時很想找到答案原因，追求永恆不變。有些人很渴望與高我、大我、更高靈體連結。也很多人對高我、大我與靈性體驗的認知就像對「內在小孩」一樣抽象，甚至因為感覺高不可攀，還更多一分撲朔迷離的神祕感。

我們在覺察療癒的路上，很容易混淆人性與靈性、小我跟大我。例如學習覺察、學習療癒、學習修行，就應該

不再生氣、不再批判、不再恐懼，並以此作為自己的覺察是否有用、療癒是否有效、修行是否有讓靈性成長的指標。這是內在小孩對父母的創傷想像（希望父母不要對我生氣、不要批判我、不要讓我有恐懼）。

內在小孩對父母的投射，就如內在小我對神的投射一樣。「小我」是每人原有意識的「低頻創傷意識」，而「高我」是我們原有自我意識的「高度覺醒狀態」。

意識即是能量，高我是覺醒意識，屬高度振動的頻率，它超越物質法則，因此能超越時空，可以讓我們在物質空間中，以原有的自我意識接收到同樣來自個體的「高我意識」的訊號。它通常是以直覺靈感、集體共時性、靈光乍現的方式出現。

但很多人對這部分不明白，就會以為自己像是受到了

「某些存有、能量、靈體的引導或指點」，於是產生了「守護天使、指導靈」的形象投射。很多人更因為這份錯解，使用到不當的通靈方式，連結到「非自我意識覺醒」的其他能量，再誤將這些存有當成是高我。這輕則產生錯誤認知，重則讓自己受到其他能量的糾纏干擾。

就像有些人用「神」在稱呼高我，覺得它遙不可及，或是想以通靈的方式去連結高我，與高我對話，其實是不了解「自我、小我、高我與神性」的分別。我在第一本書分享過「內在小孩」其實是尚未化解且累積已久的「情緒能量」，屬於「小我意識（分裂創傷）」的產物。

高我既然是我們內在覺醒的意識，屬高度振動的頻率，也就是高頻能量，它超越物質法則，因此能超越時空，可讓我們在物質空間中以原有的自我意識接收到同樣來自個

體的「高我意識」的訊號。

意識即是能量，覺醒意識屬高度振動的頻率，也就是身心靈的「靈」，而身心靈的第一道入口就是「身體」。未經覺察而被療癒的身體，仍然記錄著時空法則累生累世的印記，如此厚重的身體能量，會讓人原有的自我意識同樣厚重，難以與內在心靈連結，更不容易共振已從自我意識覺醒的高我意識頻率了。

那麼，如果「高我」是自己原有自我意識的「高度覺醒狀態」，那相對的「小我」就是每人原有意識的「低頻創傷意識」。內在小孩即是小我（的產物），在我們深入原生家庭的療癒前，內在小孩的創傷凍結，會持續烙印在身體中，影響我們的自我意識，使我們的身心能量沉重低迷，輕易共振小我頻率。然而「能量只能同頻共振」，當

身體（身）持續儲存內在小孩（心）的創傷能量，我們就難以與高我意識（靈）連結。

所謂「身心靈合一」，身體永遠是第一道入口，從物質肉體（身）的頻率轉換，就能直接進入心靈意識（心）的轉化，自然開展終極靈性（靈）。

所以必須從身體療癒內在小孩，身心能量才會輕盈，讓原有的自我意識提升擴展，我們將與高我用超越頭腦概念的意識流動自然發生連結。

如何正知正見的連結內在高我意識（自己的覺醒意識）？

1. 從身體學習成為自己內在的父母

前面提過了悟靈性的第一道入口就是「身體」，要連

結高頻能量，需要遵循身心靈的階梯，從扎實踏穩身體覺察起步。在落實身心覺察的過程中，一定會帶動到意識上的質變，而這就是靈性揚昇的狀態。

　　若這副物質肉體正是物質生命要修煉整合的必經之路，那結合我們物質肉體的父母，就可謂是「物質世界的神」。父母是我們物質生命的第一道關係，我們和父母的真實狀態會直接複製在所有的物質關係中（身體、人際、感情、金錢、工作、意識⋯⋯）。從身體療癒內在小孩深處的痛，陪伴被埋藏已久的羞愧、自卑、無價值、恐懼、不知所措、罪疚的自己，聆聽他的怒吼、傷心他的傷心、心痛他的心痛。所謂的愛自己、接納自己、自我陪伴就是這個過程。

2. 成為自己的內在父母

當我們從身體細細聆聽被自己拋棄在心靈深處已久的那個小小孩，就是學習當自己的內在父母。我們就像一個新手爸媽，從頭學習怎麼照顧內在深處一直在嚎啕痛哭的小 baby。你在經驗原有的羞愧時，不再尋找自我感覺良好的藉口去掩蓋；在看見深層的自卑時，你不再試圖讓自己正面積極的振作；在面對脆弱的害怕時，你不再強迫自己必須堅強勇敢。你會不斷聆聽每一個「不夠好」的哭泣、拆掉「要更好」的信念。

從身體覺察的內在療癒，就是成為自己的內在父母的過程，消融在潛意識中糾葛成團的傷痛凍結，讓你領悟生命的真相。

3. 超越故事,毋須寬恕

　　當我們成為自己的內在父母,會大幅降低對外尋找抓取的投射。你會更明晰物質問題的形成,只是過去與身體斷聯的自己在背離自我、拋棄自己、貶低自己、不愛自己⋯⋯。是我們對自己的背叛,才創造出人生的困難困境、不幸福、不滿足、不快樂。我們唯一需要寬恕的只剩「在無明中沉溺在不必要的受苦裡,只為了抵消從不存在的罪」;從此之外,你將實切體會到超越故事,毋須寬恕的心境。

4. 靈性體驗不是靈性覺醒

　　在我們還不認識身體、還不了解自己的時候,難免在面對內在傷痛時會急著想要轉台到「被療癒」的頻道,試圖以「光、愛、正向感受」來蓋掉一直以來的匱乏感。然

而無論呈現出多了悟、有愛、靈性、覺醒的樣子……都不過是演給自己看的戲碼。從身體覺察進入的內在整合，會啟發原有的靈性意識，讓我們真正了解高峰體驗只是如恐懼低潮一樣的能量高低轉換，無論發生哪一種體驗，你都能不執著也不抗拒，就像你面對每一天的生活，是喜歡或不喜歡，你都能活在當下好好的過。

　　腳踏實地好好生活，是最靈性的樣子了。

5. 從身體面對內在真相就會覺醒

　　有時能量頻率的轉換會有以下體驗：

　　心靈意識無限的平安寧靜、

　　內在源泉湧現不止的狂喜、

　　外在地水火風瓦解的合一、

穿梭今世生命的切換窺探、

與不同能量層的存有交流……

　　這些體驗屬能量高頻的感受層次，分為兩種：一種是真的依據個人當下的能量狀態及意識層次而發生，像當大自然蘊集了不同的能量，就會形成晴天高照或產生狂風暴雨的現象一樣，愈能中性看待，不阻擋也不抓取，就能自然從中獲得當下所能接收到的洞見。一種是被小我創造的靈性幻相，是內在小孩將自己的自卑創傷、渴求個人的獨特性及存在價值的執迷意念所創造出來的幻相體驗。

　　這些體驗多少能帶來一些領會，但不要在裡面找答案，也不要抓取裡面的東西來發問。潛意識會做惡夢也會做美夢，兩者的本質都是夢，夢即非真，非真即不實，凡不實就必經動盪，若將靈性體驗和生命真相混為一談，不管學

習再久、修行再深，物質上的起伏、關係中的不穩、內在的不平安……都是可被預期的。

療癒與修行必須伴隨覺察，而覺察就是沒有模糊地帶，真相與幻相從不並行。

在這樣的明白中，情緒感受就如天氣變化一樣，不管你喜不喜歡現在的天氣，和它本質是好是壞沒有關係。你沒能阻止也不用阻止，你沒能掌控也毋須掌控。假如恐懼的情緒來了，那就來了。就如下雨天或大晴天，它就是會來，但它也「只是來了」，沒有什麼是可以預防的，但也沒有什麼是需要抵抗的。

高峰體驗與低潮體驗都只是能量的頻率顯化在你的感官中。因此不將被定義為靈性體驗的經驗和靈性覺醒混為一談，只需在發生時回到身體，覺察自己，允許一切自然

流經。

當你低潮恐懼時，身體是你的靠山，讓你不會被困在幽谷出不來；當你高潮狂喜時，身體是你的定海神針，幫助你不因此迷失自我。身體是靈性的載體，從身體覺察進入內在心靈，本有的靈性便不攻自破。

療癒煉金坊學院—源起

當初創立療癒煉金坊,是希望有一個公開的平台,讓我能深入淺出分享完整的身心覺察、深度的自我療癒,使更多人認識自己身體的真相,也讓接收到分享的人能放心資訊來源、願意敞開實踐。

十多年的探索之旅,讓我對身心覺察有著極深刻的體會,印證每個身體部位所對應的心靈訊息,利用身體釋放潛意識印記,讓物質命運產生實際的改變,實證「身體是所有覺察療癒的入口」、「身體就是看得著摸得著的潛意識 / 內在小孩 / 命運模式」、「身體不改變,命運不會變」。

這份真實穿越的點滴,使我幫助自己扭轉了原有的宿命,以此經驗設計出完整的身心覺察教學系統,打造出以身體為基石的療癒轉化路徑。

療癒煉金坊從一個分享覺察療癒的平台,成為開辦療癒師培訓課程,協助人們自我培訓成為「全方位身心覺察轉化生命療癒師」、「澳洲花晶身心靈能量轉化療癒師」的專業培訓學院。提供完整的身心覺察療癒教學、正知正見的澳洲花晶能量教學,

永續支持有真實意願的夥伴無限學習，讓每人都從身體覺察整合身心靈、創造自己的生命轉化奇蹟。

療癒煉金坊—全方位身心覺察轉化生命療癒師深度培訓學院

- 以「引導每人成為自己最好的療癒師」為衷心
- 以「讓人們成為療癒他人的生命導師」為願景
- 學院提供所有的教學資源讓夥伴們無限學習
- 是助人一步一腳印走向轉化之旅的學習園地

任何人只要帶有對生命謙卑的意願

無論自身條件或學習經歷是淺是深

都能培訓自己成為身心覺察轉化生命療癒師

並進一步成為協助他人改變生命的療癒導師

療癒煉金坊是唯一以身心覺察為主、花晶能量為輔的教學單位，坊間所有提及身心覺察及澳洲花晶的課程或出版書籍，都是出自本學院舊有的課中內容及原創書籍著作。

如果你不只是想要使用個能量產品，而是想要正確利用能量工具幫助覺察身體、療癒心靈、轉化生命，建議報名參加療

癒煉金坊的療癒師線上深度培訓課程：學習以正知正見的心法使用能量工具，達到真正有效的自我療癒 & 生命轉化⋯歡迎直接報名療癒煉金坊的《全方位身心覺察轉化生命療癒師》深度培訓課程，遵循身心靈療癒的階梯，成為自己最好的身心靈轉化生命奇蹟療癒師 & 澳洲花晶身心靈療癒轉化療癒師。

◎ 請關注學院網站 ：www.tsai-jen.com
◎ 追蹤療癒煉金坊 Facebook
◎ 訂閱療癒煉金坊 Youtube

學院官方網站

學院 Youtube

學院 Facebook

學院官方 Line

.

教你成為知命改運的身體算命師：
身心覺察總導師趙采榛，用親身實證帶你用身體精準算命、
翻轉人生，讓你與內在小孩深度對話、自我療癒、改寫命運。

作　　　者／趙采榛
美 術 編 輯／申朗創意
責 任 編 輯／林孝蓁
企畫選書人／賈俊國

總　編　輯／賈俊國
副總編輯／蘇士尹
編　　　輯／高懿萩
行 銷 企 畫／張莉滎、蕭羽猜、黃欣

發　行　人／何飛鵬
法 律 顧 問／元禾法律事務所王子文律師
出　　　版／布克文化出版事業部
　　　　　　台北市中山區民生東路二段 141 號 8 樓
　　　　　　電話：(02)2500-7008　傳真：(02)2502-7676
　　　　　　Email：sbooker.service@cite.com.tw
發　　　行／英屬蓋曼群島商家庭傳媒股份有限公司城邦分公司
　　　　　　台北市中山區民生東路二段 141 號 2 樓
　　　　　　書蟲客服服務專線：(02)2500-7718；2500-7719
　　　　　　24 小時傳真專線：(02)2500-1990；2500-1991
　　　　　　劃撥帳號：19863813；戶名：書蟲股份有限公司
　　　　　　讀者服務信箱：service@readingclub.com.tw
香港發行所／城邦（香港）出版集團有限公司
　　　　　　香港灣仔駱克道 193 號東超商業中心 1 樓
　　　　　　電話：+852-2508-6231　　傳真：+852-2578-9337
　　　　　　Email：hkcite@biznetvigator.com
馬新發行所／城邦（馬新）出版集團 Cité (M) Sdn. Bhd.
　　　　　　41, Jalan Radin Anum, Bandar Baru Sri Petaling,
　　　　　　57000 Kuala Lumpur, Malaysia
　　　　　　電話：+603- 9057-8822　　傳真：+603- 9057-6622
　　　　　　Email：cite@cite.com.my
印　　　刷／韋懋實業有限公司
初　　　版／2023 年 05 月
定　　　價／380 元
I S B N／978-626-7256-92-3
E I S B N／978-626-7256-91-6

城邦讀書花園　布克文化
www.cite.com.tw　www.sbooker.com.tw